負けない！劇的、漢方薬

益田総子

同時代社

目次

Ⅰ　タイトルが決まるまで　7

はじめに　8
高津先生が死んじゃった　10
「変人」といわれようとも　12
東洋医学的論理の組み立ては苦手　14
行き詰まり　16
初心に戻って　17

Ⅱ　勝手に気ままに！漢方薬　21

わが夫婦のバラバラ話――即効性の典型その１　24
わが愛する呉茱萸湯――即効性の典型その２　31
咳によく効く麦門冬湯　42
漢方薬の人気カゼ薬７種　50

えっ、淑女淫乱湯だって？　58
死ぬまで医者をやめられないのか　62
忘れられない思い出　66

Ⅲ　猪突猛進型と四逆散　71

ケース1　脳波の異常とアトピー性皮膚炎と　相良　慎さん（二六歳）　72
ケース2　見た目は頑丈そうな若者なのに　辻井　啓一君（二八歳・サラリーマン）　79
ケース3　悲しい！　ちゃんと効くのにのんでくれないとき　木下香純さん（二七歳・女性）　89

Ⅳ　疲れ切ってもその自覚がない女性たち　103

ケース1　倒れてもまた踏ん張って　徳田美奈子さん（四四歳・パート勤務）　107
ケース2　うれしい再会、「三津子に劇的！」　中西三津子さん（六八歳・元高校教師）　121

ケース3　難儀な仕事にキリキリ舞い、そしてヨレヨレ　岡島容子さん（五三歳・生協勤務）　141
ケース4　診察後、医者の私もドッと疲れて　松崎純子さん（六二歳・仕事さまざま）　158
ケース5　咳と痒みと汗とほてりに悩まされ　黒川　房江さん（五三歳・介護施設勤務）　177

V　芎帰調血飲の効く人たち　191

ケース1　すぐに「カリカリ」くるのは性格のせい？　原口麻里子さん（五六歳・料理教室主宰）　195
ケース2　婦人科、耳鼻科、心療内科…あちこちまわって　相川ちづるさん（四三歳・主婦）　211
ケース3　本当の診断名は何だったの？　小杉あかりさん（二八歳・女性・保育士）　229
あとがき　242

I

タイトルが決まるまで

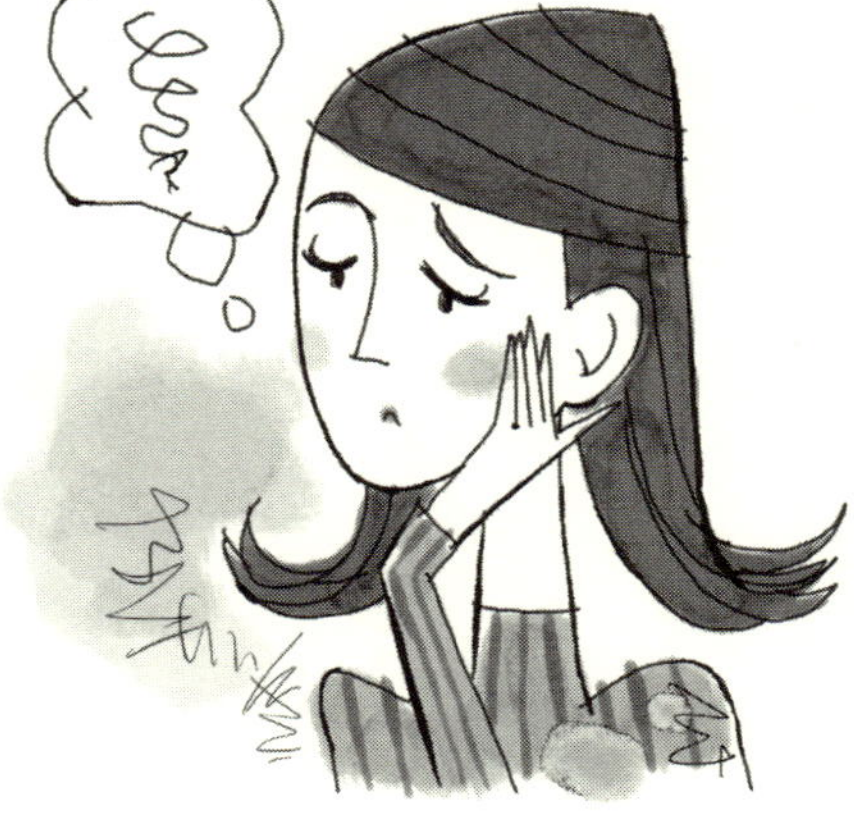

はじめに

「『劇的・漢方薬シリーズ』のつぎはまだ？」と時々聞かれ始めたのが、二年前の二〇一〇年。その年には大変なことがたくさんあつて、「早く書かなければ、このまま死んではいけない。今年のことは書いておかないと」と焦りながら、しかし、それでもなかなか書く気にならず、すべて年齢のせいにして怠けていた。

私の一日は、基本的に診療、家事などがつまっているので、机の前で原稿を書くという優雅な時間はどこにもない。だから、書き始めるには、それなりの覚悟が必要なのである。暑くても、寒くても、混雑する電車の中でも、立ってバスを待つ間も、頭の中を原稿のことでいっぱいにして、原稿のことしかない生活に切り替えなければ、成り立たない。こんな生活を数か月続ける覚悟が要る。

そして、書き始めたら、とたんにメチャクチャな異常気象。三か月以上続いた猛暑で予想外にペースがくずれ、その夏以降、原稿が全く書けなくなってしまった。私だけでなく、家族も患者さんも、みんな妙に具合が悪い。だから、診療にエネルギーを吸い取られ、家事は半端なまま放り、書くどころではなく、グズグズしていた。そうやって、二〇一〇年が終った。

二〇一一年冒頭に、磯子区の休日診療所の小児科の当番が当っていた。小児科医が足りないので、輪番でなんとか回している医師会の休日診療所の当番には、私のように小児科をとっくに捨ててしまったような医者でも、年に数回かりだされる。

ふだんは漢方薬をメインにした診療なので、ほとんどが慢性的な経過の患者さんばかりになっている。だから、今現在流行している急性の病気にはめったに遭遇しない。ところが、休日診療所の患者さんは急性の病気ばかり。まる一日、ノロウィルスやインフルエンザにやられたと思われる親子の診察で、テンテコマイだった。それでも、「漢方薬を」と強制する難しい患者さんの診療に比べると、頭を使う必要がなく、さっさと進むので楽である。

と甘く考えていたら、大間違い。翌日、目が覚めたら頭痛と悪寒。からだ中が痛い。ちゃんとうつったらしい。正月休み中は、完全にダウンしていた。覚悟を決めて寝たら、まる二日間、飲まず食わずでほとんど眠っていた。

二日たったら、うつらうつらボーッとしながら、少し考える力が出てきた。「ふだんはこんなに長くゆっくり考える時間などない生活を送っているんだなー」などと。

そして、十一月に亡くなった高津尚子先生のことばかりが浮かんだ。十一月、十二月はなにをしていても、「なにもこんなに早く死ぬことはない」という想いが湧き、涙ばかり出て、原稿を書く気がしないし、毎日をこなすのが精一杯になり、苦しかった。

お正月のインフルエンザでのびていたら「でも、私は生きているんだ。昨年のことを書いておかねば」と思いはじめた。

高津先生が死んじゃった

高津尚子先生とは、この一〇年ほどのつきあい。堺の人。関西に漢方薬の講演に行って以来、数回お会いした。

「先生の本の中の『どうでも内科』が好きです。患者さんのゼーンブを見て治して、地域の人たちの最後を看取りたいん。そのために、漢方薬もアロマもなんでもやりたいん」。初対面の時にそういわれた。きれいで楽しい関西弁。パッと華やかに「今を盛り」と咲き誇っている感じだった。

飲んでさんざん笑ったり、彼女が得意なアロマテラピーのエッセンシャルオイルをもらったり。バッチのフラワーエッセンスを教えてもらったり、ファックスのやりとりをさかんにしたり。そして、少しずつ彼女の生活歴などを聞かされた。

エールの交換をしていた頃は、彼女がお父様の堺の医院で働きつつ、心療内科の認定医の資格を取り、二〇〇四年にその医院を継いだ頃に重なる。

男子ばかり三人を育てているシングルマザーだった。

診療と家事と医師会の役員とをこなしつつ、アロマテラピーの施設も運営し、たくさんのスタッフを抱えて、その上、大阪労災病院の「癒しアロマ外来」を月に一回受け持って、自分で車を運転しながら、文字通り走り回っていた。

私が大阪に講演に行く時に「夕食はいかが？」と問うたら、恐ろしく過密なスケジュールをやり繰りして、飛んできてくれた。その前後のスケジュールを見ただけでも、呆れた。と同時に「こんな走り方をしていたら、危ない。疲れ果てて潰れてしまう」と心配になった。それが四年前。手元のその時の写真では、二人並んで笑っている。

彼女はその後も走り続けていた。


私は診療のスローペースを守り、年々ペースダウンし、あちこちで自分のことを「枯れてきましたね」などと宣伝している。

こういうペースの診療はお金にならない。ペイしない。スタッフにちゃんと給料を払うと、私に払うお金が残らない。私はただ働き。でも、やめると患者さんやスタッフのみんなが困るので働き続けている。疲れるけれど、この間についた実力で、時々我ながらほれぼれするような素敵な仕事ができる。

信じられないような劇的な効果。とても感謝される。この満足感としあわせな気持ちは、医者をやってて本当によかったと実感できるので、「お金にならなくてもいいんだ」としみじみ思える。しあわせな医者である。

このしあわせは、私が信念を頑固に押し通し、マイペースで勝手な生き方をして手に入れた結果なのだ。日本の零細企業主なんだからお金がなくて当たり前、とうつらうつらしながら、考えがまとまってきた。

高津尚子先生は、必死で重荷を背負いながら、関西の医者の「おっちゃん」達に意地悪されたりしながら、美しい笑顔で走り続け、二〇一〇年七月、ガリガリにやせて疲れ果てて倒れた。五二歳。更年期まっただなかの年齢。

「変人」といわれようとも

私は男社会の医療界のつきあいが苦手。というより大嫌い。だから、東大を卒業して大学の医局にも残らず、子どもを育てながらバタバタ生きてきて、どこの学会にも属さず、東洋医学会にも入らず、自由勝手に生きている。こういう生き方の人を、日本では「変人」という。

「だって、誰も誘ってくれなかったし、入り方を知らないんだもん」とうそぶきつつ、医学博士号も持ってないし、専門医、認定医の資格も全部ない。こんなことを言っていられる有り難い世代である。

だから、ひたすら患者さんを見つめ続けて、自分の考えを守って、漢方薬を使い続け、自分で考えを練り、治療法を組み立ててきた。やはり、自由で勝手である。

きっと高津先生は、勝手に生きるのが下手だったのだろう。しがらみもたくさんありすぎて、自由に生きたくても生きようがなかったのだろう。そう思うと悔しい。私は自由と勝手を通して生き延びたのだから、彼女のために自由で勝手な生き方とそんな漢方薬の使い方を書き残しておこう。タイトルは「勝手に劇的、漢方薬」にしようと思いついた。うつらうつらしながらの二〇一一年正月の思考の結果である。

この機会に、今までの六巻を読み通してみた。自分でいうのも図々しいが、なかなか面白い。漢方薬の本はたくさん出版されているが、だいたい全部面白くない。面白くない上に、わかりにくい。難解な文章を書く人の頭脳が、高度に優れているかというと、そうとは限らない。自分でわかっていないことをそのまま書くのは簡単だから、きっと難解になるのだろう。確かに学術論文を書くのは、形式にのっとっていればいいだけなのだから、簡単ではある。

読み通してみて、いろいろな発見もした。二〇年もたっているので、時代が変わったのがよくわかる。となれば、今感じることを中心にしたわかりやすい漢方薬の本を、書いておかねばと思う。

東洋医学的論理の組み立ては苦手

西洋医学に長く浸ってきた現代人には、東洋医学的理論の組み立ては、なじみにくく、すんなり使いこなせるものではないように思う。

私自身、治療の現場で患者さんを前にして、東洋医学的、中国医学的な理論にあてはめて、漢方薬の処方を考えようとすると、思考回路の中で拒絶反応が起こるらしい。

おまけに、治療を進めていて薬がきっちり効いていると確信できない場合に、処方内容を変更したいと考えても、もう一度東洋医学的思考に戻して考えようとすると、手間がかかり苦痛である。

東洋医学的考えの基本的なところをすっきり納得できないから、論理の組み立ての部分で拒否反応が起きて、前に進まなくなるらしい。

結局、自分で納得できる方法で考え直した方が自然で、その結果として、例えば、女性の難しい病態ならば女性専門漢方薬が必要と考え、実際に試してもらって体調の良くなる薬が見つかったら、その薬にちょうどよく合う柴胡《サイコ》剤を加え、まだ治しきれない難治の症状が残っていたら、また工夫をこらして治していく、こういう方向で治療を組み立てている。

残念ながら、こういう理論の組み立ては、ほとんどの教科書に登場しないらしい。おまけに、一生懸命勉強しても、論理の組み立てがわかりにくいので、どうしたら良いのか全然わからない、漢方薬の本を読んだりセミナーに参加してみても、かえって混乱するという意見がたくさんある。論理を組み立てて治療の後付けができないから、そこで終わってしまうのだろう。

「益田先生のいう治療の組み立ては、すっきりわかりやすい。他にないからこそ、体系立てて残しておいてほしい」と若い医師から言われることがよくある。

「そんな面倒なことを、こんなへそ曲り医者に言わないでほしい」ずっとそう考えて、逃げ回っていたが、多数の人たちがやっていないし、あまり認められていないからこそ、よく治って、ある程度、理にかなった推論に基づく治療法については、書き残しておいた方がいいと、この頃考えるようになった。

同じような論理に従って漢方薬の使い方を工夫し、患者さんの役に立つ治療法を、他の医師たちが駆使できるようになるのならば、面倒がらずに「益田流勝手漢方治療術」をわかりやすく解説しておく義務があるのかと考え始めた。これって、たぶん、年齢のせいもあるらしい。

私は生きているのだから、そして楽しみつつ仕事をしているし、良きスタッフにも恵まれ、良きパートナーにも恵まれて、あちこち痛くても自分で動けて、大嫌いな病院にもかからないですんでいるのだから、今のうちに書けるだけ書いておこうと、二〇一一年の始めに、インフルエンザウイルスにまみれながら考えたというわけ。

行き詰まり

そこでノルマまで決めて意気込んで書き始めたのが、東日本大震災の二か月前だった。いいペースで走り出したつもりだったのに、途中で頓挫した。以来、何回もエンストを起こして書けなくなり、イライラしながら時間が過ぎ、とても苦痛だった。

「一体これはなんのせいなんだろう」とさかんに悩み、「年齢のせいで仕方ないか」とか「震災の後で落ち着かないのだ」と理由をつけていたが、「気負いすぎているからかなあ」と、だんだん感じ始めた。

そこで、もう一度六巻を、読み直してみた。このところの「女性に劇的」①、②、③あたりから、一人一人の登場人物について、詳しく触れるように変化してきている。よくいうと、粘り強く丁寧に、悪くいうとしつこく自慢気に、細かく細かくほじくって書いている。

書いている本人は、その書き方に気分良く酔っているといえそうである。その書き方、気分に行き詰まったのかなあと感じた。少し軽めのタッチのものを書いて、肩をほぐす必要があるのかもしれない。

漢方薬の講演をしていて、聴く側がどういう感想を抱いたのか、私はとても気になる。内容がよく理解でき、あとで患者さんに使ってみてちゃんと効いて、感謝されるようになってほしいと思いながら、しゃべっている。

「今日の講演で、はじめてよくわかり、明日からでも使ってみようと思います」

といわれると、その言葉の中のお世辞的部分など考えもせず、とにかく嬉しい。私は単純なのである。

そして、時々「えっ」と思うような感想に出会う。

講演の中でついでに触れた簡単な話が、妙に好評だったり、当り前と思っていた使い方を「初めて聞く話」といわれたり。だから、こちらが重要と思うことを強調しても、実際は押しつけがましいのかもしれないと思うようになった。

そこで、短かくてすぐ読める、あるいは読み飛ばせる部分を入れよう、よく使う漢方薬を例にとって、入れてみようかという考えに至った。

初心に戻って

漢方薬を使い始めて、あれもこれも不思議な効き方で、新鮮に感動していた頃の物を読むと、今更ながら新鮮で面白い。その新鮮さを今一度思い出して、今までにあまり触れていないことなどを中心にして、わかりやすく展開する部分を入れることにした。

ちょうど手元に、二〇〇九年に絞り出すように苦しんで書いた、「漢方川柳」と題する怪しき駄文があった。その中に以前に感動した出来事などが、短かく出てくる。そこからネタを拾ってみるのもいいかもしれない。

そんなわけで、文章の所々に、とても変な「川柳もどき」が登場したり、支離滅裂なものになったりする。

そんな目論見にしたら、漢方薬を使い始めた頃のことが、いやでも登場する。私の口癖のようなもので、わが夫も登場し、医者にあるまじき言動までしている。

医者の生活がまじめ一方なだけのはずはないし、我が家はその中でも規格からはみ出しているのは確実で、その二人が漢方薬に仰天する話は、呆れながら読み飛ばしていただきたい。

落語を愛好しているために、ことば遣いが江戸弁的に悪くなったりする。そんなペースでずっと漢方薬を使ってきた。患者さんが治ればいい、患者さんが楽であるようにと考えるのが先なので、漢方薬の使い方が自由勝手というと聞こえはいいが、あまり縛られずにやってきて、現在がある。

よく考えてみると、私自身はよく納得もしていないのに、公式をまる暗記して使うという方法を、ずっと取ってきていない。まる暗記を強いる「歴史」「地理」などの科目は苦手で、嫌いだった。原理を納得して使う方が、たくさんのものに応用できる。応用できるように縛られないやり方を、書き留めておこうと考えている。

納得できなくても、全体には従っていかねばならないというのは、現代日本を覆っている男性社会の不条理な論理である。高津先生が疲れ果てて亡くなってしまったのだって、男性社会の論理の中でもがき苦しんで、抵抗しきれず、自分を表現しきれなかったからかと考えたりもする。

初心に戻り、単純に、自由な漢方薬の使い方、構成にしようと思う。やっと重い腰をあげて、「負けない!」という気分になった。

そんなこんなをジタバタしているうちに、東日本大震災からもう八か月以上たった。震災当時と同じ冬になった。東北は厳冬。生活を根こそぎ失った人たちに、厳しい冬。まだまだ復興は遅々としている。原発は収束しない。

横浜にいるので、新聞には毎日被災地の記事がスペースが減りながらも存在するが、あちこちに「頑張ろう!日本」とスローガンだけがあると、空々しく、寒々しい。

関西から西へ行くと、震災のことなど日常からは完全に忘れ去られているという。すごい温度差がある!

「頑張ろう!日本」のフレーズが、すっかり嫌いになってしまつた。

やっぱり私は全体に流されたくない。へそ曲り。わが信念を押し通し、「負けない!」を当分肝に銘じて、心に抱いて生きることにした。
そこで「負けない！」をタイトルに決めて、やっと落ち着いたという次第である。

Ⅱ　勝手に気ままに！漢方薬

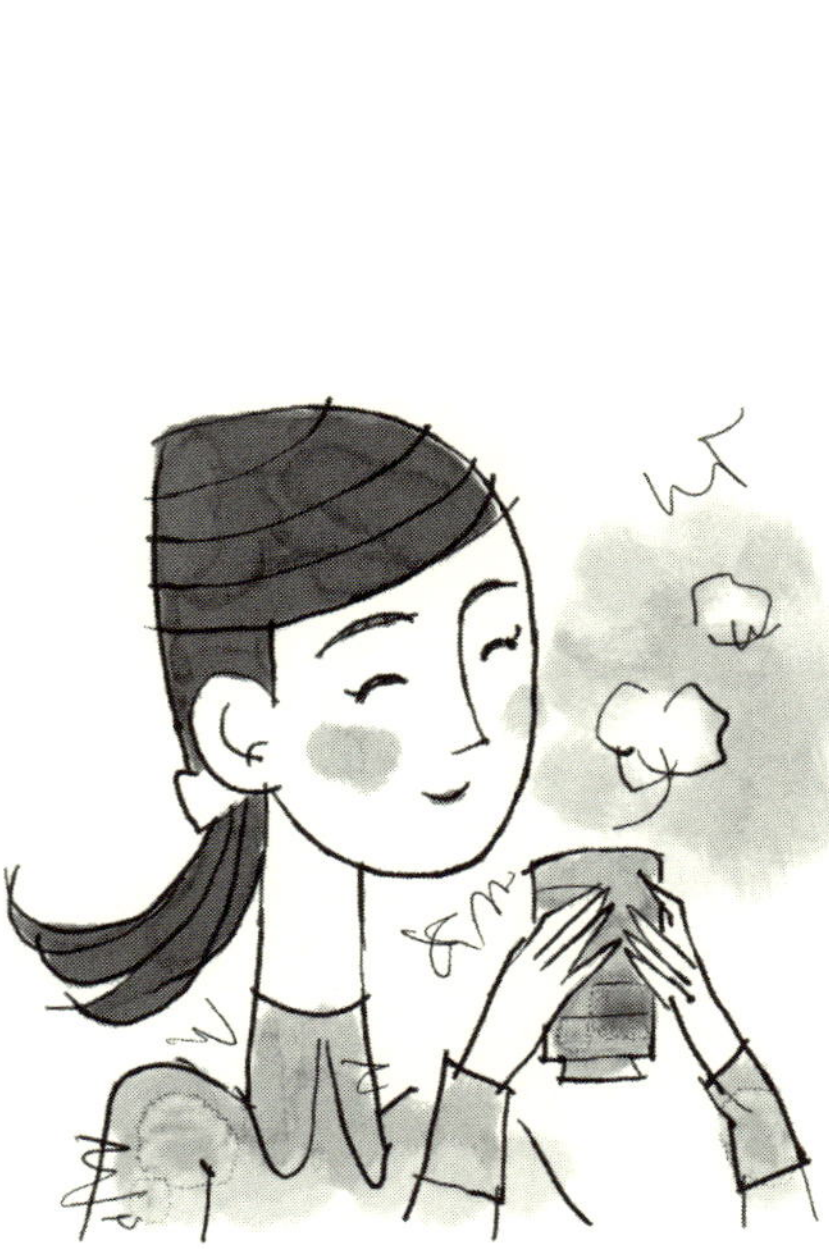

『不思議に劇的、漢方薬』から始まり、思いつくまま、漢方薬に感激した話をまとめて本にしているうちに、二〇年以上たったらしい。いつの間にか勝手に「劇漢シリーズ」などと呼ばれるようになり、「漢方薬を診療に使いたい」と考える医師たちに講演をする身になっていた。そうなって、ざっと一五年たつ。

この講演の回数を数えてみたら、二〇〇回以上になる。文字通り「北は北海道から、南は沖縄まで」である。

そのおかげで、日本中のあちこちに行ってきた。私はもともとは人見知りだから、自分からは行動しない。出不精だし、家庭の事情があるから、自分一人だったらほとんどどこにも行けなかったし、たくさんの医師たちと知り合いにもなれなかったと思う。

医師たちとのつきあいは苦手である。というより、他人とのつきあい、世間話、表面的なものに終始するような人間同士のつきあいが、とても苦手である。ちゃんとニコニコしていなければならないから。心にもないことをいう気になれないし。

そんな人間が漢方薬の本を出し、つきあいが広がっていったのだが、それでも漢方薬を得意とする人たちの世界に入っていくのは無理である。よそ行きの顔を保っていなければならないだろうから、いやなのである。

そんなわけで、やっぱりいまだに勝手に気ままに、漢方薬と格闘しているしかない。医師免許をもらって四〇年以上になるが、振り返ってみるとずっと勝手に気ままにやってきたのだなあと思う。

漢方薬を使い始めた頃、我が家の医者同士の夫婦の対話。漢方薬がよく効いて驚いた頃。たくさんの漢方薬にまつわる話がある。

かなり呆れた話もあるから、「こんな医者もいるんだ」と呆れながら気軽に読んでいただけたらいいと思いながら書いたのがこの章で、変な「川柳」が時々登場する。すみません。

わが夫婦のバラバラ話――即効性の典型その1

「てんでんに　バラバラ処方　なのに効く」

これは、例の川柳の「て」の項にある。

最近は漢方薬がずい分市民権を得てきて心強い。二〇年前に小児科から内科に転向したころは、「漢方薬を使っている」と大きな声でいうのは勇気が必要だった。そのくせ、劇的に効いた患者さんを体験すると、欣喜雀躍して「漢方薬はよく効くのよ。『効き目はゆっくり半年かかる』なんて、製薬会社の策略とヘボ医者のセリフよ」としゃべりまくり、「その内容を一般向けの本にしたらどうか」と出版社の友人に勧められた。「なるほど」と思って生まれたのが『不思議に劇的、漢方薬』。「劇的漢方（劇漢シリーズ）」の最初である。

私は熟考せずに浮かれて突っ走る性格であるのに対して、大学の同級生である夫はごくまともな医師の道を歩んでいた。妻の行動を内心苦々しく思っていたのかもしれないが、お互いにあまり干渉しない。

「こっぱずかしくて相方《あいかた》の文章など読めるか」

というのが、夫の本心らしい。私も他の人には吹聴しても、漢方薬のことは夫にはこっそり内緒でやっている気分だった。

そうはいっても、『不思議に劇的、漢方薬』を出版し、婦人雑誌からの取材を受け、大きな記事に掲載されたあとは、漢方薬の治療を希望して、日本全国津々浦々から来院する患者さんに、ただただ呆れ果てながら、毎日四苦八苦していた。

無責任にいえば、そうやって医師は経験を積む。たくさんの患者さんに鍛えられ、「ビギナーズラック」で、時々とんでもない劇的な効き方を示してくれる患者さんがいて、ただ不思議がって驚きながら、過ごしていた。

そんな調子なので「漢方薬は効く」という確信はますます揺るぎないものになり、本人はおとなしくしているつもりでも、ハタから見ると鼻息はしごく荒い。とくに家に帰ると気が緩むから、夫には隠しているつもりでもバレバレだったのだろう。

そんなある日、夫がカゼをひいた。彼はいつも通りシオノギのＰＬ顆粒《かりゅう》をのみ、さっさと床についた。私は原稿作成に没頭していたが、ふっと雰囲気が不穏なのに気づいた。ふだんはコロリ、グーのはずの夫が、時々起きてトイレや台所に行っている。私の顔を見て、不機嫌そうに「鼻がつまって全然眠れない」とのたまう。

聞いてみるとヤケクソになってたて続けに、ＰＬ顆粒、ポララミン、ＰＬ顆粒、ポララミンとのみ、それでも鼻が通らずジタバタしていたらしい。私など、ＰＬ顆粒一包だけでモーローとして起きていられなくなるのに。


「眠れない。何かない？」

「でも漢方薬くらいしかないよ」

ヘッヘッヘッ、ザマーミロ！

白旗をあげた夫に麻黄湯《マオウトウ》を渡した。

夫は早速白湯で麻黄湯をのみ、「不味い！」と一言。それきり静かになった。

私は再び原稿に没頭。しかし、あまりに静かなので不安になってのぞいてみたが、ピクリともしない。

「まさか死んだんじゃ」

人差し指をちょっとなめて、夫の鼻の下に持っていったら、たしかに息はしている！　生きてる。死んでない！　眠っていた。

こういう漢方薬の即効性は麻黄湯に限らず、はっきりした症状ではわかりやすいが、たいていの人にとっては、あまり信じられるものではない。

私の弱みは主にアレルギー反応に関係した呼吸器系統なので、ちょっとした気温、気圧、湿度の変化で咳が出やすい。本人は慣れているので、気にならず平気である。家にいる時は放っているが、患者さんが目の前にいる時には、医者の体面に関わるから、仕方がない、しかるべく効果がある漢方薬を選んで一服のむ。

健康保険で使われているエキス剤は、たいていは一回分ずつ分包されているので、ポーチに入れて持ち歩いている。咳が出続けて困る時、よく知っている患者さんの前では、その場でのみ、その場で止める。

「今、咳止めますから、ちょっと失礼」と断って、机の上のコップの水で止める。ジュースだったり、紅茶、コーヒーだったり、いろいろ。こんなのみ方をしているうちに、私の喘息っぽい咳は、よほどの時以外、出なくなってしまった。

それに対して夫は、全体としては丈夫だが、消化器の急性症状に見舞われやすい。早い話が、ハライタ、食中毒の類である。

医者になりたての頃、なにかというとあたっていた。宴会で一人だけ鶏の骨付きモモ肉をちゃんと食べ、帰宅してから腹痛、下痢でウンウンうなったり、冬になれば子どもや大人の吐きくだしのカゼを流行する度にもらってくる。

本人は「またハラカゼだ」と平然としているが、家族にとってはけっこう煩わしい。ふだんの行動パターンが変わり、ほとんど無口になり、早々に寝てしまう。そのまま眠って翌朝は治っている場合もあるが、だらだら数日続くこともある。当人は医者だし、大人の男などというものは、親切に忠告したからといって、いうことを聞くものでもない。


麻黄湯の即効性を体験した後、夫は患者さんから冬のカゼをもらい、今度はハライタでうなっていた。「今日は口数が少ないな」と感じてはいても放っていたら、いつもは床についてコロリ、グーの時間なのに、ジタバタドタバタ、水をもってきて薬をのんだり、トイレに行ったりしている。


例の如く冷たい妻は、相当時間がたたないと腰を上げない。

「吐いたの？　下痢は？」

「痛いだけなんだ。吐くものもないし、下痢もしないし」

すでに腹痛の薬は自宅にあるものを、二回分のんだらしい。

「ブスコパン二錠、コランチル、抗生物質は倍量のんだし。何かない？」

「不味い漢方薬ならあるよ」

丁度あった芍薬甘草湯《シャクヤクカンゾウトウ》を数包出して渡す。

私はまた定位置にもどり、原稿。

しばらくして異様に静かなのに気付き、麻黄湯の時と同様に気味が悪くなり、横たわる夫に近付く。死んではいなかった。スヤスヤ寝息をたてている。触って目を覚ますと面倒なので、そのまま放置。

翌朝の事情聴取によると、

「薬を口に含んだ瞬間くらいで、痛くなくなったみたいだよ。鼻粘膜からも吸収するんじゃないかな。その後は眠っちゃって、覚えていない。夜中にちょっと痛くなったんで、もう一回のんで、すぐにまた眠った」

結局、麻黄湯にしても、芍薬甘草湯にしても、瞬時にして効いてしまい、のんだ方ものませた方も驚いてしまった。漢方薬の効果を全然信じていない夫がのんで、ピシャリと効いたのだから面白い。

しかし、夫は公式には降参しない。どうでもいいけど、素直に口に出して表現しない。日本人だから、こんなもんなんだろう。イタリア人だったら、よかったのに。

それでも時々、妙なメロディをつけて「困った時の漢方頼み」と私の前で歌うようになり、密かにジワジワと漢方薬を使っていたらしいが、詳細はさだかでない。ほとんど内容を語らないから。

ところが、たまに私のクリニックを手伝ってくれると、思いもしない処方をして、長年困っていた難物の患者さんを、一発で治してしまったりする。なぜその処方を使ったのか、聞いても、

「さーねぇ、よくわからないけど、本で探して使ってみただけだよ」

さて、勝負はついたか、つかないか。ま、どうでもいいけれど。

わが愛する呉茱萸湯——即効性の典型その2

即効性のついでに書いておくと、私が愛飲しているのは呉茱萸湯《ゴシュユトウ》である。

「青虫の　苦さもかくや　呉茱萸湯」

などと変てこな川柳にしたくらい苦いのだが、私自身は睡眠不足のあとで起きる片頭痛の時に、呉茱萸湯をのむとすぐに軽くなる。即効性があるので、片頭痛が出ればまず一服。それがだめなら、しばし頭を使って考えるが、たいてい何とかなる。

三〇代半ばから、かなりの「頭痛もち」である。はじめは頭痛薬をのめばすぐ治っていた。そのうち、疲労が抜けず、肩がこり、頭痛が常に滞在するようになった。朝おきぬけからひどい頭痛という日も、けっこうある。だから、呉茱萸湯を愛している。

かばん、引き出し、いつもあちこちに入れている。頭痛だけはすぐに止めたい。いろいろな漢方薬を試していたが、頭の右側の角が鋭く痛む時には、原因など深く追求しないで、ともかく呉茱萸湯をのむ。たいてい、すぐに止まる。ただ、とまりやすくなったのは比較的最近のことで、全体として、頭痛が軽くなったということになる。

軽くなるまでに、いろいろあったと思う。最大の要因は、大変ではあっても開業して、自分で仕事量の調整ができるようになったことにある。可能な範囲の患者さんだけをみて、その範囲を超える方はお断りする。医療上のことだけを考えていればいい生活になって、頭痛が楽になった。

「診察を希望して来院する患者さんは、誠心誠意全部みるべきだ」

開業する前は、原則論を錦の御旗に、許容量を無視して頑固な主張をする事務職員との「話しあい」が、いつまでも平行線で続いていた。最終的には半年ほどの期限をつけた最後通牒をして、結局折り合いがつかず、私は診療所を一つ捨てて身軽になった。その代わりに、多大に無駄なお金を失った。

その「話しあい」はいまだに思い出すのも苦々しい。不毛だったが、その時の判断を後悔はしていない。

平行線の内容をどう考えるかは、価値観の相違で、なかなかわかってもらえなかった。私が「誠心誠意」患者さんをみていると、とても時間がかかる。「診察を希望する患者さん」をそのまま受け入れると、全国津々浦々からで、限りがない。他の医師に診察を代行してもらうと、不満、不足がでるから、後でその患者さんのフォロー、後始末が必要で、結局、限りなく私の仕事は増える。仕事の質を保つには、患者さんの範囲、診療時間を限定するしかない。

一人の医師ができる仕事の量には限りがあり、たくさんの患者さんを超特急でみる診療は、私にはできない。強いてそれをしていると、血圧が上がり心臓血管系統に負担がかかるし、疲労がたまり慢性的な頭痛になる。持病の喘息も悪化する。

負担を軽くして、やっと健康状態は良くなった。患者さんの前ではニコニコ元気そうにしていたから、今も昔も元気いっぱいと思われていたが、内情はそうではない。

私は妻子を養っていないし、それまでの貯えを取り崩しつつ生活することが可能だったから、この一六年間、好きなように運営して、わがクリニックをなんとか成り立たせてきている。まだ潰れていない。世間一般の人たちには、そんな優雅なことは通用しないから、申し訳ないと思うし、私のこの立場はつくづく有り難いことだと思っている。

漢方薬の講演を頼まれて、医師とくに女性の医師を対象にしたセミナーなどに行くと、「頭痛はどうしたら治せるか」という質問が必ずのように出てくる。

女性の場合は、忙しく働きすぎて疲労が抜けなくなり、頭痛がおさまりにくいタイプが多い。簡単な軽い頭痛なら、頭痛薬を一服のめば治る。一日一回で済む程度なら、まあ、軽いものということになる。薬のふつうの量で効く間はたいしたことはない。

疲労が蓄積しているというベースがある場合には、生活そのもの、仕事そのものを改善しなければ、頭痛薬だけでは根本的には楽にはならない。

仕事の量も内容も変えられない、仕事は続けたい、でも頭痛は辛いというのが、「頭痛もち」の大半なのだろう。圧倒的に女性が多い。筋緊張性頭痛というものなのだろうが、どっちみち「頭痛を簡単に治す漢方薬はない」といった方がいいくらいだと思う。

漢方薬をあれこれ使いはじめた頃は、二〇年余り前。私も十分若くて仕事をたくさん背負いこんでいたから、おそろしく忙しかった。おまけにせわしなく貧乏性で、ちょっとの時間も惜しんで、通勤のあい間、昼休みなどに、編み物をしたり、原稿を書いたりしていた。

編み物、縫い物、刺繡などは、子どもの頃から好きで、教えられなくても、本を参考に相当に高度なものを完成させていた。中学生のころから毛糸を持ち歩き、自分のセーターを編んでいたし、大学時代には自分の衣服全般を作り、通学途中の渋谷の道玄坂で生地を買って、学校に着ていくスーツも作っていた。これは趣味というより、お金がなかったからで、「勉強もしないで縫い物なんぞしている」と思われるのではないかと、少し引け目を感じていた。

いつも毛糸を持ち歩いていたから、荷物が大きい。自分のものだけでは飽き足らず、同級生だった今の夫のセーターや、ベスト、カーディガンまで編んだ。そういえば、母親のものまで編んでいた。子どもが生まれると、子どもの衣服を縫ったり編んだり。そういうことが、何よりも好きで無上の喜びだった。すべて肩がこることばかり。

それでも好きだったし、それに没頭している時は、心が解放され、最大の息抜きになっていたのだと思う。


だんだん思い出してきたけれど、病院勤務の頃には昼休みにお弁当を食べながら、まわりの女子職員に編み物を教えていた。一人一人の体型にあった、寸法の合うセーターやカーディガンを、模様編みを入れてその人用のものを、手取り足取り教える。

編み上がった時の彼女たちの喜び方があまりに大きくて、かえって私の方が驚いたり、考えさせられたりした。私にとっては、これも大きな喜びとともに、息抜きの一つだったのだと思い当たる。

かといって、仕事をしなかったわけではない。勉強をしなかったわけでもない。

仕事、勉強の時には集中してこなしていたのだろう。編み物、手芸の類は、頭を休ませるための休憩時間だったのだと思う。他の人たちは他のことをして遊び、休む。私はおしゃべりをしている時も、同時平行で編み物をしていた。

そういえば、テレビを見ないのはそのせいかもしれない。

今考えると、当時は忙しすぎるし、自分から忙しくしていたようでもある。でも、たくさんの人、とくに医師たちとつきあうのが、苦手で好きでなかったから、息抜きが必要だったのだとも思う。

そんな生活をしながら、病院の中の様々な仕事をこなし、生協運動関連の様々な仕事をしていた。三〇代の半ば、フッと気がついたらよく睡眠をとっても頭痛が治らなくなり、血圧が上がっていることに気がついた。そのうち、血圧をコントロールしても頭痛が治らなくなり、頭痛薬が手放せなくなっていった。

こんな人間なので、頭痛を訴える人の気持ちはよくわかる。

●頑固な偏頭痛に尖輝暗点が出て

更年期前後から、こういう筋緊張性頭痛の他に、頑固な片頭痛も起こるようになっていた。片頭痛の治療には、最近は新しく登場したトリプタンの類がよく使われている。六、七割くらいの人には効くらしいから、まあ、効く部類に入る新薬である。難点は値段が高い。健康保険の薬の価格で一錠一〇〇〇円近くする。葛根湯《カッコントウ》の四〇回分、セデスの八〇回分、エルゴタミン配合の頭痛薬の七〇回分である。

二〇年前はトリプタンはまだなく、エルゴタミンを配合したものや、ピリンの類、消炎鎮痛剤くらいだった。エルゴタミンが効く人が半数くらいだから、トリプタンが飛び抜けて良く効くとはいえないと思う。「ジェネリック」といって、薬価が低い後発品を使わせようと、テレビでまで宣伝しているが、もともとバカ高い薬をさも有り難い効果があるかのように、売り出さなければいいだけの話である。

私の場合には、片頭痛の時にはいつも何も効かなかった。エルゴタミンはのむと逆効果の副作用で、頭痛が更にひどくなり、吐き気までするために、全然使えなかった。

こんな調子だったから、自分の片頭痛を漢方薬で治せないかと、真剣に探していたわけである。

その頃からか、時々尖輝暗点《せんきあんてん》が出るようになった。尖輝暗点は視野の真ん中に、突然現れる。ギザギザの鋭い光を放つアルミ箔のリボンで縁どられているような変なもので、視野の周辺にむかってジワジワと広がり、視野を占領するようにだんだん大きくなる。右眼も左眼も視野の真ん中はスリガラス状にモザイクをかけたように見えにくくなり、目を使いにくい状態が二、三〇分近く続く。診療中に出るととても煩わしい。

尖輝暗点は、頭の中の大脳の脳底部にある眼神経を養っている血管のけいれんのために起きる現象で、けいれんが終れば元通りになるが、その後に片頭痛が起きる人がよくあるという呪わしいものである。

はじめて出た時は、一体何が起こったのだろうと驚いたが、カルテに出現時間と途中の尖輝暗点の形を模写しておいた。後からよく考えてみて、視野に妨害される部分が出るので、「暗点の一種だな」と見当をつけ、本で調べて尖輝暗点を見つけて納得した。

自分自身に出る症状については、詳細に観察できるのでわかりやすい。だから、頭痛にもくわしいし、尖輝暗点などは出ると迷惑ではあるが、時間がたてばどうせ消えるので、へっちゃらになってしまった。

尖輝暗点の説明を見つけたのは、眼科の本の中だったと思う。だから、呉茱萸湯が効くなどとは全く出ていなかったけれど、「片頭痛がそれに続いて起こる人が多い」とだけかかれていた。漢方薬の本をあれやこれやと拾い読みしていたら、呉茱萸湯の面白い話がずい分たくさん出ていた。

治しにくい片頭痛に呉茱萸湯を使ってみて、突然ウソのように効いてしまった話が、いくつか登場した。それと、しつこいシャックリに悩んでいた人に呉茱萸湯をのませたら、ピタッと効いて驚いた話とか、シャックリが治った人から伝え聞いて、呉茱萸湯を処方してほしいという人が何人も続き、よくわからないまま薬を処方したら、今度はちっとも効かなかった話とか、呉茱萸湯に関してはなんだかわからない話がたくさんあった。それで、私はすっかり呉茱萸湯が気に入ってしまった。

自分自身についてよくよく考えると、尖輝暗点は頻繁に出るし、睡眠不足の日には頭の右側の角に鋭角的な頭痛が必ずでるし、よくあてはまる。おまけに、自慢にならないけれど若い頃はシャックリがたくさん続いた。

本人は苦にしていなかったが、一緒にいる人たちは密かに楽しんでいたらしい。学生の頃、根津坂から大学に歩いて帰っている時に、シャックリが止まらなくなり、「一〇〇以上続くかどうか賭けよう」と提案したことがある。歩きながらシャックリを数えた。その賭けには勝ったのを覚えているが、何をせしめたのかは覚えていない。


こんなふうに条件が揃っているのだから、呉茱萸湯は効くかもしれない。睡眠不足で片頭痛がひどかった日に、呉茱萸湯を試飲してみた。

口に入れた途端、ギョッとした。何ともいえず苦い。

青緑色の青虫を口の中でかみつぶしたような味がした。味にも色があると、その時感じた。

しかし、その苦さの一方で、耐えがたい鋭角的な頭痛が、スーッと薄紙を一枚一枚はがすように消えていくのを実感して、たちまち呉茱萸湯のとりこになった。以来、疲れたり、睡眠不足の時の片頭痛には欠かせなくなったが、よく効くのにまだ苦さに慣れない。

呉茱萸湯を知ってからは、尖輝暗点が出るとさっさと呉茱萸湯をのむようにしている。そのせいなのか尖輝暗点はあまり出なくなった。忘れた頃に急に出てくる時もあり、身体的に消耗している時に出るらしいと考えている。

「この薬をください。公園で他のお母さんからもらいました。『効くからもっとほしい』といったら、自分で病院にかかって出してもらえと言われました」

初診の若い女性が、いきなりポケットから一袋取り出した時には驚いた。女の人で呉茱萸湯が効く人は意外にたくさんいる。よく効くとなると、持ち歩いて薬の自慢話をしていたらしい。

公園で薬のやりとりなんぞというと、覚醒剤の売買となんだか似ているような気がしたが、漢方薬だから「ま、許そう」ということにした。十数年前の話である。

当時は、今のように薬局で漢方薬をいろいろ売ってはいなかった。最近でも、呉茱萸湯を売っているかどうかはわからないし、売っていても健康保険で扱うよりずっと高いし、中に含まれるエキス量が少ないから、あまりお勧めはできない。

呉茱萸湯を親子でのんでいる話もたくさんある。袋に入ったエキス剤は、たしかに取扱いが簡単だし、即効性の魅力のために、他の人にのませたくなってしまうらしい。すぐに周囲の人に自分の薬を勧めるオジさんもいて、肝心の自分の薬がなくなって困っていたりする。

こんな話を薬剤師さんに聞かれたら、何かいわれそうだから、内緒の話。新聞には書けないといいつつ、ここに書いている。ま、薬剤師さんはきっと読まないだろう。

私は呉茱萸湯はすごく苦いと思う。片頭痛に効くから覚悟してのむけれど、たいていの患者さんは「大丈夫ですよ」と寛容である。

たしかに小学生でのんでいる子がいる。

「青虫をかんだみたいなすごい苦さでしょ」

「えっ、先生、そんなものかんだことあるんですか？」

まじめに問い返されて閉口したことが何回もある。

患者さんに冗談をいってはならない。診察室では冗談が通じたことがないから。

咳によく効く麦門冬湯

よく使う漢方薬のベストテンにいつも入るような、主に咳のために使う薬である。

「こみあげる　咳の苦しさ　なりゃわかる」

これがくだんの「川柳もどき」の「こ」の項。とはいえ、やはり変。

私のように咳が出るのに慣れている人間は、咳が出始めると自分で自分を観察して、一服のむ。のどの奥がかゆいような感じがして、タンがからんでいるようなのに、咳をしてもなかなかタンがとれない。咳き込んでゲーッと吐きそうになって、ネバッとしたタンがやっと出ると咳が止まる。こういうしつこい咳を止める時に、麦門冬湯《バクモンドウトウ》を使う。

麦門冬湯を一服のむと、喉の奥のタンがからんだ感じがとれて、いつのまにか、あるいはたちどころに、咳が止まる。漢方薬で咳を止める時のスピードは、こんな調子でとても速い。慣れていると、ごく当り前のこととして、咳を止める。慣れた患者さんも、同じような使い方をしている。

効くかどうか。ま、だまされたと思って、のんでみるのが一番いい。

咳がとまらなかったら、見立て違い。ヘタッピー。他の薬を探す。

「咳とは止めるものである」

ふだんから漢方薬を使っているとそう思うので、一、二服のんで咳がとまらなければ、すぐに他の薬を探す。


「咳は無理には止められない。無理に止めるなら、息の根を止めるしかない」

漢方薬を知らない医者は、平然と大真面目にこう言ったりする。

これは、咳の止め方を知らないから。このあたりで、漢方薬を使えるかどうかで、根本的に考え方が違ってしまう。


私が漢方薬になじみ始めた頃は、まだ病院勤務の小児科医だった。私自身は子どもの頃からジンマシンが出たり、季節の変わり目には喉もとがヒューッと鳴って咳が止まらないような、まともなアレルギー体質だったけれど、あまり真剣に考えずにいた。

子ども二人を育てながら病院勤務をしていた頃、患児と同様に始終咳をしていた。漢方薬とはほとんど無縁な医者だったので、止まりにくい咳に四苦八苦しながら、それでも至極まじめになるべく薬を使わず、子どもを痛めつけない治療を追及することをモットーにしていた。

小児科に連れてこられる子どもたちの大部分は、「カゼ」である。よく咳をする。咳の大部分は放っておいても、適当に治っていく。たくさん咳き込んだからといって、肺の中の方が壊れたりはしない。なぜか壊れると真剣に思いこんでいて、せっせと病院通いをする人は多いが、子どもは元来、元気で丈夫なものなのである。


長く続く咳のほとんどは、私の場合と同様アレルギー反応が関与している。だからといって、抗アレルギー剤が効くわけではない。日本で広く行われている抗アレルギー剤を長くずっとのませておくやり方は、咳に対して医者が無策で、ほとんどの医師は「この咳は止まらない」と考えているからである。

だから、あまり効かなくてもひどく害にならない程度の薬をのませながら、自然に軽くなっていくまでの時間を稼ぐ方法を取っている。


子どもの咳や熱の大部分は、手を加えないでも、時間を稼いでいるうちに自然に治ってしまう場合が多い。

とはいえ、この説明は手間がかかって面倒だし、効かなくても薬をだせば、親は安心する。病気について、こわそうな脅かす情報が氾濫しているから、そのやり方に乗っていた方が面倒でなく、おまけに健康保険からお金が入るから、あまり効かなくてもひどく害にならない程度の薬を、ずっとのませている。その方が楽なのである。

抗アレルギー剤などがその典型である。ステロイド剤や抗生物質については、単純に悪者扱いして使いたがらないのに、抗アレルギー剤などについては、「予防的に」と何年でものんでいて気にしないのは、不思議である。

子どもの咳は、適当な咳止めなどを処方し、時間を稼いでいればなんとか治っていくが、私の咳は止まらない。咳ばかりしている小児科医などというのは、様にならない。しまらない話である。診療中は咳などしてはならない職業なのである。その頃にいつも困っていたのは、あとで考えると麦門冬湯の効く状態だった。

のどがかゆいような感じがしていて、咳をすまいと我慢するのが難しい。じっとこらえていると、涙が出てくる。子どもに聴診器をあてつつ必死で咳をこらえていると、ジワーッと涙が出てくる。涙を見せまいと我慢し、背中の聴診に回った時に人知れず涙する。

こらえきれない時には、聴診が終わるやいなや、手洗いの水道まで飛んでいき、「ゴンゴンゴンゴン、ゲーッ」とやって、ネバッとしたタンを吐き出して終わり。付き添っている母親がどんな顔をしたか、同情なんぞしてくれなかったと思う。

ずっとたって、喘息の子どもたちに小青竜湯《ショウセイリュウトウ》を使ったのを皮切りに、柴朴湯《サイボクトウ》を使い、五虎湯《ゴコトウ》を使い、麦門冬湯を使い、それまで説明してきたことの間違いを知った。そして、自分に麦門冬湯を使ってみて、呆れた。あんなに苦しかった咳なのに、簡単に止まってしまう。

だから、麦門冬湯の効く人の苦しさ、のどの変な感じはよくわかる。自分に効く薬は、自分の感覚から出発するので、効く理由を考える気がしない。そこからいまだに抜け出せないので、東洋医学の理論にいつまでたってもなじめず、苦手である。困ったものである。

さて、実をいうと麦門冬湯はとても有能な薬で、漢方薬を知らずにいた人がのんでみて呆れる。ただ、困ったことに、健康保険で使える漢方薬は、ほとんどが粉薬である。この頃の大人は錠剤に慣れていて、粉薬が苦手な人はトコトン苦手である。

麦門冬湯などろくに味がないと私は今は思うが、医者になって二〇年近くは、粉薬がのめなかった。変なところが父親に似たらしく、オブラートで包んでもだめで、とにかく薬がのめなかった。

それが効くのがわかってからはへっちゃらになってしまった。他の人が呆れるほどの薬好きで、なんでも薬で治そうとする。漢方薬を好きで処方している医者には、多かれ少なかれ、この傾向があるのかもしれない。

◉一緒にのんでもいいのでは？

麦門冬湯に戻ると、咳が止められるとわかった途端、ずい分たくさんの種類の漢方薬が使えるようになった。

その中でも有力なのが、麻杏甘石湯《マキョウカンセキトウ》である。のどがイガイガして咳がとまりにくい時によく効く。私のようなアレルギー体質の人間は、気圧、気温、湿度などの変化で、咳がすぐに出始め、止まりにくい。

少し鼻が詰まったと思ったら、すぐに副鼻腔炎の症状になり、曇った空が雨っぽくなると、たちまち咳が出始める。

こんなのはみんなアレルギー反応なのだが、診断はできても症状を治すのは難しい。と思っていたが、漢方薬を使えるようになったら、簡単にうまくいくようになった。

麦門冬湯が効く状態にしても、麻杏甘石湯が効く状態にしても、のどの奥が変で困る、のどの違和感とひとくくりにしてしまいたくなる。私自身でも、咳が出ている時にどっちの薬が効く状態なのか、考えてもよくわからない時がかなりある。

悩んでいるうちに、フッと薬を構成している生薬をこの二つについて調べてみて、気がついた。二つの生薬はほとんど重ならない。全く別の薬。だったら、一緒にのんでもいいんじゃないか。

というわけで、どうしようかと悩んだら、あまり迷わず二つを一緒にのむことにした。それで解決。この二つの薬で効く人は多い。

春先のスギ花粉症で悩んでいる人が、ずっと咳に悩まされる時がある。そんな時にこの二つの薬を一度にのむ。たちまち、咳が止まる。

この時期に二か月近くずっと咳が出続けている人がたくさんいる。「咳喘息」などという診断名をつけられていて、咳が止まらない。

患者さんは困っている。医者は変な診断名を告げて、咳は止められないのに、お金は取り立て、テンとして恥じないでいる。


麦門冬湯と麻杏甘石湯を、こういうふうにいい加減にのむ方法を知ると、咳が出たら頓服的にのめばいいだけだから、実に便利。

私はテンとして恥じずに、漢方薬のセミナーなどで、ベラベラ喋ってしまう。再三にわたり。この話を札幌でしたら、セミナーに参加していた耳鼻咽喉科の先生が、もうちょっと高等なことを教えてくださった。

「そののみ方、私も時々しますが、薬をのむ前にアズノールSTという口腔錠を、口の中、頬の内側、歯茎と唇の間などに入れておくと、のどのイガイガがとれて、薬をのまないですむ場合があります。薬をのむ回数がずっと減りますよ」

貴重なるご助言、有り難く頂戴して、以後愛用している。たくさんの人に試してみたら、効果いろいろ。

薬局などにたくさんの「のど飴」があるのとも、関係がありそう。咳が出そうなので、「のど飴」を愛用している人がいることがわかったり、トローチが好きで愛用している人が、アズノールSTに乗り換えて快適になったり。

もともとはアレルギーっぽい人たちで、咳が続くことが多いので、麦門冬湯と麻杏甘石湯を渡しておくと、咳のたびに自分で研究して、うまくのめるようになっている。

そんな話、そんな研究結果を他の患者さんに喋って、また研究してもらう。こんな調子なので、ベテランの患者さんなどは、足りなくなった薬を補充するために来院するだけで、うまく咳を処理して事足らしているらしい。

漢方薬の人気カゼ薬7種

◉その1　桂枝湯

「貴重なの　私の薬　返してよ」

「上司が顔をみるたび桂枝湯《ケイシトウ》をせびるんです。『あの薬よく効くから、俺も欲しいなあ』って」。ちょっとカゼ気味な時に、桂枝湯を愛飲している若きＯＬの嘆き。

最近の若い女性は、背が高く美しく羨ましい限り。でも、仕事の内容は結婚するまでの腰掛け仕事どころか、正社員なら男性と同じに夜遅くまで残業があって当り前。生理が重くても生理休暇など全然取りようもない。

彼女は生理痛が強く、生理のはじめ三日間は、椅子にすわってパソコンとにらめっこの仕事がとても苦痛だった。生理の度にカゼをひき、一日か二日休む。そのあともカゼを引っ張ったまま出社していた。

そんな相談を受けて当帰芍薬散《トウキシャクヤクサン》を処方してみたら、バッチリ効いて生理が軽くなり、よくひくカゼの件は桂枝湯が効いて、解決。薬は仕事のあい間にのんでいたのに、上を向いて散薬をのんでいる姿が目をひいたらしい。

「このごろほとんど休まないけど、何のんでんの？」。上司に声をかけられ、「漢方薬のカゼ薬」と答え、

「あ、俺ちょっとカゼ気味なんだ。ちょうどいい。一つくれない？」

あっという間に取り上げられ、そして、前段の話につながる。

きけば、その上司は中年のガッチリした体型の男性。

「私とは全然ちがうタイプなんですよ。でも、断りにくいし、私だって桂枝湯は貴重でもったいないし」

以前は、私も桂枝湯は体力のないタイプにだけ効くと思いこんでいた。ところが、実際にはいろいろなタイプの人に使える幅広い効用の薬のようで、桂枝湯を愛飲している男性は硬軟とり混ぜて、いくらでもいる。

この上司もそんな一人で、一種のパワハラっぽい話ではあっても、三、四日分余分に薬を処方しておけばいいだけなので、あまり悩む必要はない。このくらいのことなら、わざわざ争わないようにした方が、得策である。なにせ、この手の話は枚挙にいとまがない。

漢方薬のカゼ薬はいろいろあって、適当に使って重宝している人はたくさんいる。

「職場の新人がカゼばかりひいて、みちゃいられないから時々あげるの」という母性愛発揮型の人もいて、これは男性のパワハラ上司の逆の形。かわいいものである。

◉その2　葛根湯

カゼ薬というと、最初に上がるのは葛根湯だろう。

落語に誰にでも葛根湯を出す「葛根湯医者」の話がある。たしかに、そのくらい葛根湯はいろいろなものに効く。

実際のところ、私のクリニックでも「葛根湯をください」という患者さんは多い。たくさんの人が勝手に使っている。

本当は、葛根湯は体力のある実証の人用の薬で、寒気がするカゼの時に、汗をかかせて熱を下げるという効能がある。これが正式。

こういう難かしい理論が好きで、有り難がる人は、そう考えて使えばいい。でも、相当な高齢で腰が曲がったおばあさんでも、葛根湯が好きでよくのむ人がいる。ちゃんと効いているらしい。まあ、それでもいいじゃないかと思う。

◉その3　麻黄湯

新型インフルエンザの流行が話題になった時に、麻黄湯《マオウトウ》が効くというので一躍有名になった。葛根湯と同じように、体力のある人に使うカゼ薬である。熱を下げる。急性の鼻づまりによく効く。だから、乳児の発熱、鼻閉に使える。のめるかどうかは母親の熱意、才覚による。有名になったら、自宅にストックするつもりか、「麻黄湯をください」という患者さんが増えた。

以前は「あれは実証用です」と一言いいたくなっていたが、この頃はあまり逆らわずに、少し渡す。私のいい加減さがますます増えてきているらしい。

漢方薬のカゼ薬は、どれもこれも頓服として使うのなら、あまり実害はない。よく合うものなら、それこそ一服のんであとは忘れてしまうほどによく効く。

だから、のむならせいぜい二、三回でとめておけば、あまりひどいことにはならない。ふつうはその間によくなる。

◉その4　麻黄附子細辛湯

次に人気があるのは麻黄附子細辛湯《マオウブシサイシントウ》で、わがクリニックにかかっている弱っちい人はみんな持っていって愛用している。虚証用の薬である。

その人たちの使い方によれば、のどが少しチリチリし始めたら一服のむ。

口の中の粘膜に口内炎っぽいのができそうだなと感じたら、一服のむとそれで治まってくれる。

こういう人たちは、身体が痛いとき、神経痛っぽく痛む時に使うとよく効くといっている。たしかに漢方薬の「カゼ薬」はそれぞれ痛み止めに使える。

◉その5　桔梗湯

断然使い勝手がいいものに、桔梗湯《キキョウトウ》がある。桔梗というのは、紫色の花が咲く、あの桔梗の根を使う。のどが痛い時によく効く。

「のどが痛いな」と思ったとき。空気が乾燥してきてのどをやられやすい季節。職業柄声を張り上げないといけない人たちが、愛用している。

私も「のどが痛いな」と思ったら、桔梗湯を一袋のむ。甘くておいしい。一袋のんで忘れていると、いつのまにか治っている。

マニアックに行動する人は、桔梗湯を溶かして口に含み、グチュグチュさせて、上を向いてのどをガラガラいわせて「うがい」をして、その後のむ。

もとはそうすべき薬なのかもしれないが、私のように無造作にその辺にある毒ではない液体で、ポイとのんでも十分効くからこだわる必要はない。

◉その6　香蘇散

「胃が弱いので、カゼ薬はいつも胃に触ります」とわざわざ断るような人には、香蘇散《コウソサン》を処方している。少し神経質な人、気にしすぎる人などにいいらしい。眠剤のかわりに寝る前にのむと、よく眠れる人がいる。

自分の亭主殿に絶対に薬を融通しない人がいた。

「いいんです。主人は大きな病院が好きで、不便で腕の悪いお医者様ばかりなのに、病院の名前を信じてるんですから。カゼもそちらで治してもらえばいいんです」

自分によく効くカゼ薬を、決して渡さなかった。この人には香蘇散がとてもよく効いていた。ずい分と意地悪ないい方のできる人だった。

◉その7　桂麻各半湯

私が「カゼをひいたな」と思うとき、さっさと桂枝湯と麻黄湯を二ついっぺんにのむ。本当は桂麻《ケイマ》各半湯《カクハントウ》という桂枝湯と麻黄湯を半々に混ぜた処方があるが、私の場合は手近にある二種をいっぺんにのんでしまう。熱っぽくて頭痛がしてきて「あ、カゼだな」と思うときに、たいてい一回のんで終り。

疲れがたまったのか、休みの日の朝、変に熱っぽく感じ、三七度少し手前の体温で、かなり耐え難いガーンとした頭痛がするとき、参蘇飲《ジンソイン》をのむ。のんでしばらくすると、熱も頭痛も治まっている。

変なもので、口に出すと同じような症状なのに、本人は「カゼだな」と思って、桂麻各半湯を選択し、参蘇飲をのもうとする時には、カゼはチラリとも浮かばず、体温を計っている。こういう身体の感覚は、本人にしかわからない。

こんなふうに「身体に相談しながら」のむ薬を決めている人は多い。

薬をのむのは本人なのだから、いちいち医者や薬剤師の判断を仰ぐ必要もないし、いつもそばにいてくれるわけではないのだから、自分で考えて「素人が勝手にやってはいけない」と悩まない方がいい。非常事態にはみんな自分で考えるしかないのだから。変だと思ったら、その一服で終らせておけば大事に至らないで済む。

ずっとのみ続けると、身体に悪い薬はちゃんと正体を現して、害をなしてくれるからわかるものである。

いろいろなカゼ薬がたくさんの薬局で売れているのは、それぞれみんなが判断してのんでいるからだろう。医者に聞くより、自分の身体に聞いた方がいい人は、そうしている。

漢方薬のカゼ薬をのむのだったら、「二、三日のんで効く」のではなく、「一服で効く」ということを、よーく心に入れておいた方がいい。

今の日本には、効かない薬、偽の怪しい薬、サプリメント、健康食品が氾濫している。どれもこれも、「ずーーっと効き目が出るまでのむ」のが当たり前と思わせられているから、ずーーっと効かなくても大丈夫だが、効かないものは効かない。

みんな、あなたの財布に余裕があるのを狙っている。

漢方薬が広く使われ出した江戸時代を考えてみればいい。大部分の人は貧乏だったから、よほどでないと、医者、薬の厄介になれなかった。

だから、一発で治すことが要求され、一発でたいてい治していた。だから、漢方薬が一発で効くのは当り前なのである。

ああ、それなのに、それなのに……。


無駄なサプリメントを買うのはやめましょうね。百歩譲って、少しくらいは効くかもしれないけれど、テレビや新聞の大きな広告にだまされて、買う気になっちゃうだけ。あの宣伝広告費はすごく膨大ですよ。ギャラの高い有名人を使ってるし。

そんなものに吸い取られるくらいなら、大震災と原発でひどい目に遭っている人たちに届くような、寄付をしましょう。現地に行けないなら、そこで粘り強くボランティアを続けているNGOに届くように、有効に使いましょう。

日本人は「のど元過ぎれば熱さを忘れ」るのが得意です。ちゃんと目を開いて、自分のことばかり考えずに、三月一一日に感じたことを思い出して、行動を決める努力をしましょう。

えっ、淑女淫乱湯だって？

インフルエンザが流行し始めると、待合室の空気が一変して、不穏になる。いかにも高熱がありそうな人、咳で大変そうな人、一家総出の団体、ダウンと帽子、マスクでガッチリ防備を固めた人、迷惑そうに身を縮めている人など、いつになく雑然として騒々しく、冬独特の雰囲気になる。

それにしても、抗ウィルス剤とインフルエンザ検査のキットが普及して以来、診察の進め方が変ってしまった。熱が出るとインフルエンザの検査をして白黒をつけないと気が済まない人が増えたのである。

この検査は受ける側はかなり苦痛なはずである。鼻孔に二〇センチくらいの長い綿棒を突っ込んで、鼻汁を採ってインフルエンザウィルスがいるかどうかを調べる。鼻から水を吸い込むとツーンと痛い、あれを強制的に行うのである。

あとでゲフゲフと咳き込む大人もいる。はじめから、やられまいと身体をまるめ、蹴とばそうと足をバタバタさせて暴れる子もいる。状況から考えて、だれかからインフルエンザをもらったと決まりきっているのに、確かめないと気が済まないような、ものわかりの悪い親の子は暴れる場合が多い。

わかりの悪い親はもともと迷惑この上ない存在なのだが、子どもの窮状など考えもしない。顔は真っ白な厚化粧、つけまつげをバサバサさせ、ゴテゴテした爪を凶器のように振り回していたりする。あれで、柔らかい子どもの肌をよく触れるものだと、想像するだに恐ろしい。想像したくない。

てな具合に悪口ばかりが出てきてしまう。とはいえ、抗ウィルス剤は便利である。インフルエンザなら、高い熱でもさっさと下がる。

しかし、日本では安易に使いすぎるから、すぐに問題が多発し、子どもへのタミフルの使用制限が通達された。

本当は流行し始めたら、混雑するところには行かないのが鉄則。熱が出たらじっと二、三日寝ていればいい。そうやって待てるのが大人の資格である。不安がらずに待つ能力の備わっていない大人が、圧倒的に多くなったらしい。

漢方薬を使っていると、あれこれ工夫しながら待つのが得意になる。この頃は、けっこう広く「麻黄湯が有効」と知られてきたようなので、少し説得しやすくなったと感じる。

私が好きなのは、麻黄湯の次に使う竹茹温胆湯《チクジョウンタントウ》。

インフルエンザで発熱した後、タンがからむ苦しい咳が出るようになる。この咳は寝る前や夜中に激しく出て、西洋薬では止めにくい。ふつうは止まらない。それでも、一週間も待てば自然に軽くなるのだが、夜中の咳はとても苦しい。

この咳に竹茹温胆湯が実によく効く。竹茹温胆湯を使ってみて、最初に劇的に効いた時には、長年のインフルエンザに対する恐怖感が半減したのを覚えている。

竹茹温胆湯は、発熱を伴う感染性の呼吸器の炎症の後に、湿ったタンの多い咳が出始めた時に、とてもよく効く。その咳は寝る前とか夜中に激しく続くのが特徴で、竹茹温胆湯以外では治せないといっても過言ではない。

などといいながら、昨年末、私は珍しく鼻咽頭炎にかかり、自宅で鼻唄を唄っている時は平気なのに、仕事で患者さんと話していると、急に咳込みだして止まらず困った。

「さて寝よう」と布団に入ると、激しくせき込みタンがゾロゾロ出て、おまけに夜中にまた咳が出て、苦しくなって起き上がる始末。かなり苦しんだ後、やっと「竹茹温胆湯だ」と気付き、引き出しの中を探してのんだら、ピシャリと咳は止まった。

我が家のこととて、つれあいが夜中に苦しんでいても全く注目しない。

歯ぎしりと高いびきは相変わらず。瞬間的にちょっと止まり、うす目を開けて「眠れないの？」と一言のたもうて、そのままグー。

亭主はつれなくとも竹茹温胆湯は偉ぃ。

「おー、さすがは漢方薬様だ。私のことまで助けてくださった」

「竹茹温胆湯がね。劇的に効いて、夜中とても助かった」

朝になって、得意満面で報告したら
「えっ、淑女淫乱湯《シュクジョインラントウ》が効いたんだって？」

おのれ！　聖なる竹茹温胆湯様をなんと心得る！


「迷惑な　咳とめたのに　からかうな」

これが、その時の苦しまぎれにひねりだした川柳。

死ぬまで医者をやめられないのか

「死ぬまでは　生きていてねと　念おされ」

この地域で「内科・小児科」という看板を掲げて、いつのまにか二〇年以上になる。私も患者さんも平等に年をとった。

「ちっとも変わりませんね」などと言いあう気楽な関係は楽しいが、「あと何年やれるかしらね」と正直なところ時々考える。

そんなことをもらしたら、猛烈な反撃を食らった。

「先生は私より長く生きてもらわないと困ります。簡単にやめないでください。細ーーくでいいですから、長ーーく」

そんなことをいう患者さんの一人、平田さんはあらためてつくづく見ると、髪は真っ白。立派な老人ではあるけれど、カン高い声は元気。早口は相変わらず。親類縁者には医者、歯医者が多く、一〇年ほど前に医師の夫を亡くしたものの、有無をいわせぬ断定的な口のきき方はしかたがないのかもしれない。

平田さんのこんな口調も、すごい貧血がありそうな血の気のない顔の色も、長いつきあいで慣れてしまって何とも感じないが、たしかに検査をすれば異常値がたくさんでてきて、「即入院」といわれても不思議はない。

「主人は私のからだの細かい面倒は見ませんでしたし、私はもう絶対に入院したくはありませんから、私の最後は先生に見てもらいたいんです」

こういうお申し越しは、本当は医者冥利に尽きるというもので、有り難いと思わなければならないのだが、平田さんのは少し押しつけがましい気がする。

私だって、いい加減くたびれているんだし、身体のあちこちがガタピシいって痛いところだらけなんだから、どっちが先に死ぬかわからない。

と、おなかの中では考える。こんなことを口に出したらまた反論されるから、しょうがない。黙っている。

こんな話になったというのも、ずっと前からかかっていた歯医者さんが、代が替わって困っているということの続きである。

「大先生《おおせんせい》はまだまだやれるのに若先生に譲っちゃったんで、話が通じないんです。私は痛いのを止めてほしいだけなのに、若先生はレントゲンをバーッと撮って『これとこれ、抜かないとすぐ痛くなりますよ』って。大先生は引っ込んでいて、遠慮して意見をいってくれないんです。歯をそんなに抜いたら歯っ欠けばあさんになるじゃありませんか」

ずい分前から歯がグラグラして痛い。歯周病だというくらいはわかっている。

「若先生は患者が抜かれたくないって思うのがわからないんですよ。『前の古い治療は通用しない』っていって。ずっと前からかかっているのに、同じようには治療してくれないんです」

平田さんはしばらく嘆いていたが、諦めてうまくいきそうな歯医者さんを探しているのだといった。

◉化膿によくきく排膿散及湯

口の中を見ると、たしかに歯ぐきが腫れて赤くなっているし、押すとかなり痛そうである。次の歯医者さんが見つかるまでにまだ間がありそうだし、あまりにひどくならないようにと排膿散《ハイノウサン》及湯《キュウトウ》を一日二回のむように一週間分処方した。

排膿散及湯という薬は、化膿して腫れて痛む時に使う薬で、抗生物質をのむよりよく効く。何日も抗生物質をのんでダメでも、排膿散及湯をのみ始めると化膿した部分が縮まってきて、歯ぐきの場合なら膿がでて痛みがとれ、そのまま歯ぐきのグラグラは治まっていく。

歯ぐきがひどく腫れて、その炎症が治まるまでは歯の治療ができない時なども、排膿散及湯をのんでいると腫れが早くひいて、すぐに治療に入れる。

とても便利な薬である。

「あれはすごいですね。のんだらすぐに膿がバーッと出てきて、腫れが引いて痛くなくなっちゃった。ゆっくり他の先生を探しています。グラグラしないから当分保つみたい。死ぬまだもってくれるといいんだけど」

平田さんだけでなく、けっこういろいろな人が歯ぐきが痛む時、排膿散及湯を使うとよくなるので、重宝している。

海外旅行の途中で歯が痛くて難儀する話もよく耳にするが、危なそうな場合に排膿散及湯をもっていって備えれば、無事に終わる。

血圧を計りに来て、椅子の座り方が変な男性がいた。聞いてみたらお尻におできが出来て、椅子に座ると当って痛むらしい。

「以前にお尻に大きな腫れ物が出来て、外科で切ってもらったことがあるんだけど、大の男が尻を出して、切った後も何日も通ってその度に尻を出させられて、あんないやだったことはない。今も痛いけど外科にはいきたくない」

私だって、そんな男性のお尻など見たくはない。

チラッと見せてもらって、抗生物質と排膿散及湯をだした。抗生物質は一週間、排膿散及湯と一緒。それで膿が自然に出てきたので、あとは排膿散及湯をせっせと二週間ほどのんで終わり。傷の手当ては家で自分でできるから、お尻を見たのは一回だけ。

その後は痛くなり始めると排膿散及湯をのむ。痛み具合で考えればいいので、お尻の出番はなく、お互いに楽である。

こうした繰り返すおできは皮膚の下のアテローマが化膿する場合が多い。死ぬようなものではないし、たいしたことはないとはいっても、見せたくないところにできると、けっこうな悩みの種ではある。

こんな調子で何でも屋の町医者にとって、漢方薬のいろいろはとても便利である。

しかし、便利さに味をしめている患者さんからは、「ずっと死なないで仕事を続けていて」と念書を取られかねないとは、想定外の災難でもある。

忘れられない思い出

「琵琶湖周航　歌って最期　みな泣かす」

世に医者嫌いは多い。小出さんとのつきあいは、そこから始まった。

循環器呼吸器センターから気管支鏡の検査がいやで逃亡してきた。

長く咳が続き、昔の結核の痕もあり、肺ガンかもしれないといわれた。

「検査をしてガンかどうか確かめないと治療ができない」といわれ、検査の予約もしてあったのだが、検査の当日の朝、家の玄関から頑として出なくなった。

困りきった奥さんが相談に見え、相談のうえ「恐くないから」と説得して連れて来られて、初対面となった。

小出さん七五歳。その時は、採血だけはして滋陰降火湯《ジインコウカトウ》を処方したら、咳はすぐに止まった。ただ、炎症反応だけは、いつまでもずっと高かった。何かがあったのはたしかだったのだろう。

ゴマ塩の髪を角刈りにして、端正な顔だちの大正生まれ。ほんの少し血圧が高いだけ。その後、処方した柴胡桂枝乾姜湯で元気になり、時々来院して楽しそうに昔話をしゃべっていった。ロマンチストだった。

二年ほどで薬はほとんど要らなくなったが、おなかが張る時だけ大建中湯《ダイケンチュウトウ》を気にいって飲んでいた。やがて、階段と坂道が億劫になり、間遠になった。

小出さんの最期は三年前の真冬。お正月に急に腰が抜けたように動けなくなり、ほとんど何も食べられなくなったというので往診に行った。ひとまわり小さくなった小出さんが、畳の部屋で布団の中に丸まっていた。

ニコニコした笑顔で布団の中から「イヨッ」というふうに手を上げ、しっかりした声で挨拶。この時は血圧はまだ十分高かった。

お腹を触ってみたら、やせ細った下腹に鶏の卵より大きいくらいの塊が、しっかり根を張っていた。悪性のものにいつの間に陣取られていたらしい。

診察が終ると、小出さんはいつものように四方山話をし始めた。

どういう話の巡り合わせか、小出さんが力強い声で「琵琶湖周航の歌」を歌い出した。寝たまま指揮棒を振るように右手を動かし、朗々とした声で。私も一緒に歌った。

われは湖の子さすらいの、
旅にしあればしみじみと、
昇るさぎりやさざ波の、
滋賀の都よいざさらば

一番の歌詞を全部歌い終え、大きな吐息をした。歌い始めて間もなくから、小出さんの背中側にすわっていた奥さん、娘さん、看護師たちみんなが声をださないまま、ポロポロ涙を流し始めた。

私は小出さんと顔が向き合っているから、涙をこらえて歌うしかない。涙を出さずにいるのは、本当に大変だった。

小出さんの元気な声はそれが最後だった。毎週、顔を見に行ったが、一か月たたないうちに泥状のタール便が大量に出たという知らせがあり、ほとんど苦しむこともなく、自宅で奥さんの手を握ったまま、亡くなられた。

大建中湯がずっと必要だったのは、たぶん大腸のどこかにガンが巣喰っていて、通りにくくなっていたからだろう。私がそこに考えが及ばなかったのだと反省したが、医者嫌いの小出さんとしては、入院して検査で確定したら、助かったかどうかはわからないし、大変な目に遭わないですんだ分、よかったのかとも思う。

「お正月はじめに往診して下さった時、おとうさんはホッとしたんだと思いますよ。嬉しそうにしていました。だから歌まで唱って本望だったでしょう。往診して下さると聞いたとたん、布団の上に起きあがつて、『益田先生に会うんだから』といって、通院していた頃と同じように、ハサミで髪を整えさせたんですよ。いいカッコを見せたかったんでしょうね」

奥さんからはそう慰められた。

「いざさらば」の歌声は今も耳の底に残っているような気がする。三年前の寒い頃、夜が白々と明けてくる中を、最期を看取った往診の帰り、魂が抜けたような気分で歩いて帰った朝のことが忘れられない。

白い梅の花が咲き、香りが漂ってきた。ロマンチストが残してくれた思い出である。

こういう医者冥利に尽きるような出来事が時々あって、「ああ、医者になっててよかった」と思う。こういうことが時々あるたびに「お金なんぞどうでもいい」と思える。

それに加えて二〇一一年の今年は、「被災した人たちのことを思えば何でもできる」と思う。

Ⅲ　猪突猛進型と四逆散

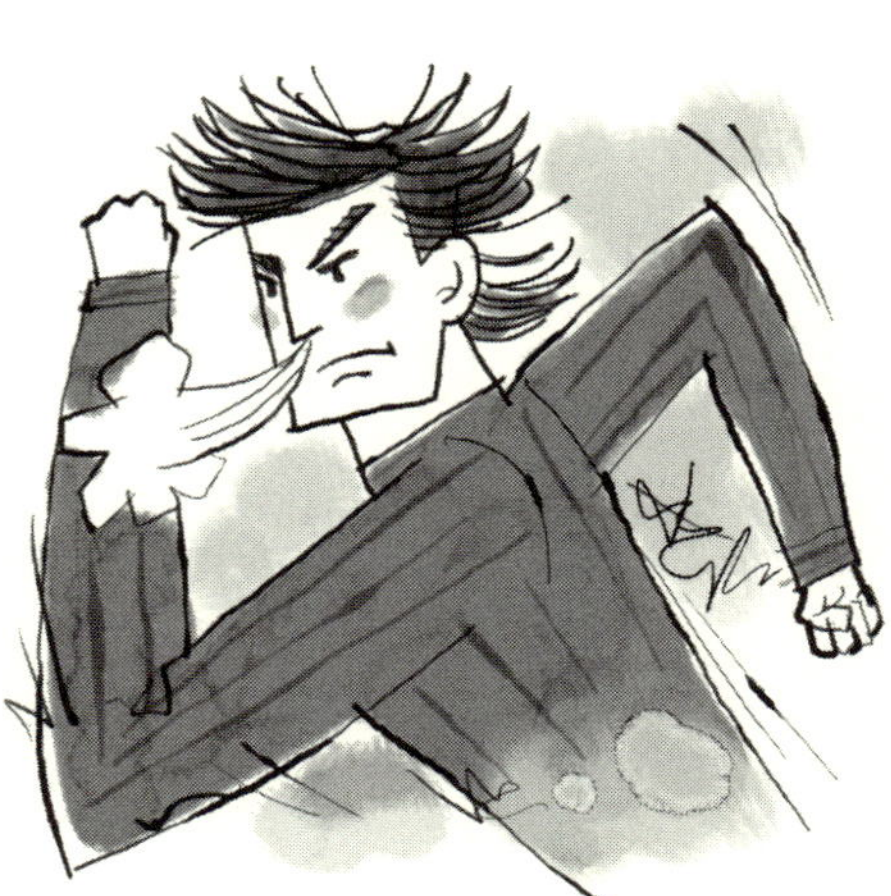

ケース1　脳波の異常とアトピー性皮膚炎と　相良　慎さん（二六歳）

私が好んで使う薬の上位に四逆散《シギャクサン》はあるが、使い方を教えてくれたのは相良君である。はじめて会った時、彼は二二歳のがっしりとした体格の青年だった。生まれて間もない頃からの「側頭葉てんかん」があり、ずっと治療を受けていてかなり落ち着いてはいたものの、まだ中発作を毎週のように起こしていた。

問題は、比較的最近のみ始めた薬に関することで、明らかに発作は減り始めたものの、その代わりにその薬のためにはっきりした幻聴、妄想が出はじめたことだった。主治医は「発作を抑えることの方が大切だから、副作用は我慢して」といって、薬を減らしてくれない。その薬は減らせないものなのだろうかというのが相談の内容だった。

その相談の数年前に「柴胡桂枝湯《サイコケイシトウ》がてんかんに有効」という報告が新聞に出ていた。ということは、人により体力により異なってはいても、柴胡剤のどれかが効きそうだと考えられるのかもしれないと思い、脳波がらみ、精神科がらみの相談に対しては、腹診で見当をつけて柴胡剤を試してみていた。

その結果、柴胡桂枝湯、小柴胡湯《ショウサイコトウ》、大柴胡湯《ダイサイコトウ》などでたしかな改善がみられた患者さんが数人おられ、意を強くしていた。そんな経験をしていた後の、彼の相談だった。

後から反省しても間に合わないのだが、小児科医時代からのあまり考えずに行動する悪い癖の続きで、実力も実績もないのに、平気で漢方薬の本を出版してしまってから、たくさんの災難が降りかかって、大変だった。

後でよく考えてわかったことは、小児科の患者さんとは全く違って、患者さんが大人の場合には自分のこととなると、「漢方薬を使って治療する」と聞くと、面倒な病気でも何とかしてくれるのではないかと考えて、完全な専門外でも遠くからでも、はるばるやって来てしまうということだった。

相良君の場合も、そうだった。

西洋医学的に治療している場合、医師は理論上はこれ以上変えようがないと考えると、患者さんが何といおうと、他の方向を考えようとしないものである。

「漢方薬は使えませんか?」と聞かれても、

「私にはわからない」と答えて、それで終わり。

「あんなものは効かない」といわれ、禁止されるよりはマシではあるけれど、同じ医師免許を持つ人間として、「ちょっと勉強してくれればいいのに」といつも思う。

とはいうものの、全くの専門外の問題を「何とかして」と頼まれ、「無理です」と門前払いせず、ない知恵を絞って四苦八苦しながら、漢方薬の治療に取っ組んできて、今がある。患者さんに鍛えられてきたのだから、そのセンでやるしかない。

漢方薬で効きそうなものを探すとしたら、

①腹証から割り出す。

②いろいろな愁訴——からだの不具合がある場合には、それを手掛かりにして漢方薬の使えそうなものを割り出す。

③めぼしをつけた薬を使ってみて、改善するかどうかをよく観察して、手応えをたしかめる。

という手順になる。

小さくてもいろいろな愁訴——からだの不具合があれば、それを手掛かりにして漢方薬の使えそうなものを割り出せばよいのだが、不具合があまりない場合には、腹証とそれまでの自分の経験、報告されている有効な例などが頼りなので、そう簡単ではない。

だから、不定愁訴がどっさりあって他の科では嫌われる場合でも、漢方薬の治療は割合に簡単だし、手掛かりがたくさんあるので、私はへっちゃら。

苦手なのは、愁訴のほとんどない体格のいい男性。そういう人に限って、頑固に治らない、ジンマシンのような何なのか病名もさだかについていないような難しい皮膚症状を持ってきたりする。やはり皮膚科領域は、難しい。

早い話が日本中探しても、皮膚科を得意とする漢方薬の名医は数えるほどである。様々な外科治療のように、「〇〇の名医」などと本になっていれば楽だが、マニュアルがあるわけでなし、ガイドラインに沿って治せるのは簡単な病気だけである。

こういうことを心の中でぼやきながら、日々難しい患者さんの診察をしている身にとっては、「脳波に異常がある人に柴胡桂枝湯が有効」という情報は、有力なヒントが増えてとても有り難い。柴胡剤のどれを使えばよいかを慎重に決めていけば、いい結果が見つかるかもしれないということなのだから。

相良君には比較的軽いアトピー性皮膚炎があった。他には目立った症状がなかったから、皮膚症状がよくなることを目安に、柴胡剤を試してみるといいのかもしれない。

そこで、柴胡剤のどれを使えばよいかを決めるために、おなかを触らせてもらった。

相良君はガッチリした体型で、テニスで鍛えている関係もあり、腹直筋がしっかり発達している。こういうところは、女性とは完全に違う。

はじめは腹直筋の張り具合から考えて、柴胡桂枝湯を処方した。

二週間たっても何ら変化はなかった。

もう一回やり直し。

再度お腹を触らせてもらったら、押すとひどく痛いところが左脇腹にあることに気づいた。柴胡剤の中で脇腹まで苦しがるものということをヒントに考え、四逆散を試してみようと考えた。

のんでもらった結果、かゆみがぐっと減ったという報告が二週間後にあった。


四逆散の効能、使い方の説明を読んでみても、ちっともわからない。わかりにくい。大柴胡湯証と小柴胡湯証の中間証を表すものの云々とあり、胆のう炎、胆石症、胃炎、胃潰瘍、気管支炎、神経質などとあって、最後にヒステリーまであるので、使う時に腰が引けてしまう。だから、漢方薬の本を読んでも、ちっとも使えるようにならないとみんなが言う。

そこで、いろいろな人に使ってみて、少しわかるようになったので説明を試みると、こんな具合だろうか。

「柴胡剤が必要と考えられる病態で、もしくは胸脇苦満《きょうきょうくまん》があり、しかも脇腹の方まで押すと苦しがる部分が広がっている人。性格は猪突猛進型、走りだしたら止まらない、徹夜も辞さないことを念を押して確認すると、たいてい嬉しくなるくらい、良く効く。猪突猛進型の性格は、質問すると本人も家族も肯定するから、面白い」

●キーワードは「暴走気分を抑える」

それまで私は、四逆散をあまり使い慣れていなかったので、診察のたびに、何か気分が変わったかとか、夢の内容とか、いろいろ質問をした。相良君はポツリポツリと答えてくれた。

「若い女性が笑い合っていると、僕のことを笑っていると思って殴りかかりたくなっていました。それがずいぶん楽になりました」

「姉とはよく口喧嘩になっていました。その時に暴走しそうになる気持ちを抑えられるようになったと思います」

四逆散はのんでいると、遮二無二《しゃにむに》暴走しようとする性格が抑えられるようになる効果があるようだった。

そうこうしているうちに、アトピー性皮膚炎はほとんど消えてしまっていた。二か月もすると中発作がほとんど減り、ほんの短い時間の意識消失だけになってしまった。相良君が嫌っていたてんかんの薬が徐々に減らされていき、いやな妄想気分がぐっと減っていた。

四逆散を使い始めたのを契機に、彼のからだは良循環に入ったのだろう。

自信を持って四逆散を使えるようになったのは、相良君を通した経験のおかげである。

その後、彼の表現した「暴走気分を抑える」をキーワードにして、「猪突猛進型、走り出したら止まらない、徹夜も辞さない」というタイプの人に四逆散が効くのではないかと考えて、左脇腹まで痛がるような胸脇苦満のある人たちに、四逆散を試してみた。

効く人が意外に多いのに気がついた。いろいろな人、いろいろなタイプの病態に、四逆散が著効を示した。そうやって、四逆散の手応えがわかるようになったと思う。

それまで、ガッチリした男性の腹証をとるのはとても苦手だった。四逆散がわかるようになったら、胸脇苦満がよくわかるようになった。「胸脇苦満」という漢方用語を「口にするのもおぞましい」という気がしていたのが、ケロリと治ってしまった。たんに、苦手だっただけで、勝手なものである。

使えるようになったら、四逆散の効く患者さんがゾロゾロ現れた。

というより、それまで見逃して治せないでいたのだろうとは思うが、本当にゾロゾロ。

ケース2　見た目は頑丈そうな若者なのに

辻井　啓一君（二八歳・サラリーマン）

彼のお父さん、お母さんとはかれこれ二〇年以上のつきあい。だから、子どもの頃からを知っている。軽いアトピー性皮膚炎があったくらいで、最近はほとんど顔を見たことがなかった。それが、突然現れた。かっこいい若者になっている。

「体力が急に落ちた。時々眠れない」という。

「時々下痢をします。手先が急に不器用になったので、悲観しています。父に『漢方薬を考えてもらったら』といわれました」

余計なことをいう父親である。

「こんな若い男性のおなかなど触りたくないなあ」というのが本音。

これが、辻井君とのへんてこりんなつきあいの始まり。

おなかを触ってみたら、想像するのとは完全にちがっていた。

というより、人の顔を見て腹直筋の張り具合などを全然想像しないから、未知なるものに触れた感じなのである。

辻井君は立ち上がると相当に大きい。一八〇センチ以上あるそうだ。

最近の若い人たちは、背の高い人が増えた。診察室でおなかを触ろうという段になって、椅子から立ち上がると突然でっかくなる。

女性も大きい人は増えたし、横幅のある人が増えて、これもすごい。体重を聞くとギョッとする。

「そんなに重いのに、どうしてグズグズ具合が悪いことばかりいうの」

といいたくなる時がある。これは、意識しないとすぐに体重が減る人間の変な論理である。変だとわかっているが、しょっちゅう、そう思う。

だから、辻井君が時々眠れないとか、下痢をするとかいっても、心底同情する気になれない。どうしても、私に押し付けてきた父親に差し戻したい気分になってしまう。

さて、辻井君のおなかは腹筋だらけ。ろくに脂肪もないし固いし、女の人のフニャッとした軟かくて気持ちのいいおなかとは、天と地ほどの差がある。それでも、みぞおちの部分は押すとかなり重苦しいらしいし、両側の肋骨からおなかにかけての部分は、固いのではなくて、押すと妙に抵抗があって押し戻してくる感触がある。

これぞ、ちゃんと「胸脇苦満」があるにちがいない。

今になって考えると、この「胸脇苦満」だらけのおなかを触るのが気持ちがよくないので、私は好きでなかったのだろうと思い至る。それでいて、「『胸脇苦満』はわからん」などと思い込み、平気で漢方薬のセミナーの講師をしながら、言い放っていたのだから、赤面の至り、言い訳のしようもない。

私はもともとは小児科医だったので、子どもしか触ったことがなかった。子ども、とくに赤ちゃんは、どこを触ってもプルプルして気持ちがいい。それに慣れていると、少し年齢が上がって思春期っぽくなれば、皮膚が硬くなり手触りが悪くなる。少しでも色気付いてきたら気味が悪いし、成人なんぞはもってのほか。触ったあとは、吹っ飛んで手を洗いに行っていた。

その頃に比べれば我慢強いというか、慣れて鈍感になったのだとは思うが、それでも男性のおなかは触り心地が悪い。わざわざは触りたくはない。

こういう不埒な考えをおなかの中に抱えているから、辻井君に何を処方したらよいか考えても、あまりいい考えが浮かばない。「とにかく柴胡の入った何か試すしかない」と思った。

最初に処方してみたのは柴胡《サイコ》加《カ》竜骨《リュウコツ》牡蠣《ボレイ》湯《トウ》。からだの頑丈な人が眠れなくなったり、少しうつっぽくなったりした時によく使う薬である。

これはバツ。ダメだった。

「のんだら便がゆるくなります。それに眠れるようになりません」

辻井君は家が近いし気安いので、一週間しないうちに文句をいいに来た。しょうがないので、また考える。

「だから、余計なことを父親はいわないでほしいのだ」とまた恨みたくなる。

その時にフッと思いついた。

「柴胡剤を使うとして、大柴胡湯ほど強そうじゃないし、小柴胡湯が効きそうな症状はないし、四逆散くらいか。四逆散の性格なのかしらね」

考えてみると、小さい時を知っていても、この子の性格を私はよく知らない。あまり深いつきあいでないから、父親の性格もよくわからない。

「何か始めると、ワーッと熱中して止まらなくなる方？　何に関してでもいいけど」

「あ、そうですね。かなりトコトンやります。だから、高校の時に父親の仕事に手を出して、やりすぎたんで途中で取り上げられました。それで、大学に入ってから大っぴらにやり出したんです。でも、ちゃんと仲間とは遊んでいたし、やることはやって、大学は卒業したし。一日が二四時間じゃあ足りなくて、もう一人分身がいるといいと思ったりしましたから。ちょっと、早くからやりすぎちゃったのかなあ」

フムフム、やはり四逆散を使ってみる価値がありそうだ。

そこで、のんでもらったら、たしかに効いたようだった。

「気分が穏やかになりますね。少し寝つきがよくなりました。でも、基本的にちょっと神経質なんで、気になることがあると考え込んで、眠りにくくなります。夜中に目が覚めてずっと『ああでもない、こうでもない』と堂々巡りをしていて、自分でもふんぎりの悪い性格だと思います」

ほんの少し眠剤を試してみれば済みそうとはいっても、本人は向神経薬に気が進まない様子。加味帰脾湯《カミキヒトウ》を寝る前にのんでみることにして、その日は終了。

辻井君とはこんなやりとりをしながら、薬をちょっと出しては効き目をたしかめ、また微調整をして意見を聞き、その間の生活の変化などを聞きながら考えるという繰り返しが半年くらい続き、この期間でだんだん様々なことがわかってきた。

辻井君の育ち方、仕事、このところの症状の正確な内容がわかってきて、後からカルテを繰ってみると、治療していてかなり振り回されていたことが、よくわかる。

一〇代半ばくらいからの不登校など、学校かなにかに適応できないで、予定されている道を歩まなくなった子どもたち――あるいは大人になりかけの彼らは、納得しなければ決して薬をのもうとしない。本人が診察にきて、よく話しあって納得したようであっても、ほとんどの場合、薬をちゃんとのまない。

まして、親だけが相談にきて、その話から考えられる薬を処方しても、まず無駄である。地方から大学通学のために東京に出てきて、学校に行かなくなった人たちについて、親から相談を受けるが、彼らは問題の解決のために薬をのむという選択をしない。たいていは、長い時間を待つしかない。

薬をずっと送り続ける親がいるが、本人は薬の袋を積んでおくだけで、ケロッとしてのまないでいる。ダンボール一箱くらいためていた話をきいても、私は驚かない。

「親の心、子知らず」で、そんなものである。でも、本当は「子の心、親知らず」だと私は思う。

◉のんでる当人の説明が役に立つ

辻井君は二〇代の後半だったが、自分でせっせと通院していた。それでも、薬をのむことについては、不熱心だった。効き目がわかると自分でのみ方の研究をして最低限をのみ、変だと思うとさっさとやめて、すぐにやってくる。

たしかに気楽にしゃべれるから、気ままにすぐに現れる。こういう行動は、普通の大人は遠慮の気持ちの方が勝って、やらないのだろう。

そんな調子ではあったが、辻井君とつきあってみて、四逆散の効き方、抗うつ剤の効き方などが、のんでいる当人から細かく説明されて、とても参考になった。

こんな調子。少し調子を取り戻しつつあった時の話。

「四逆散をのまないでいるとどうなるのかと思って、三日間のまないでいたら、朝のトレーニングの途中で、左の脇腹が猛烈に痛くなりました。食べる前に走ったんでそれが悪かったのかと思って、家に帰って軽く食べようとしたら、いきなり吐き気がして吐きました。ふだんめったに吐いたことがなかったんで、びっくりしました」

「そのあと、食べるより薬の方がいいのかなと思って四逆散をのんだら、これは全然問題なく入って、一袋のんだだけなのに脇腹の痛みが消えていました。四逆散はこんな効き方をするのかと、半信半疑でそのあと食べてみたら平気で食べられるんです。それでまた、トレーニングで走ってみたら痛くなって、四逆散をのむと治るんです。結局、四逆散は朝からちゃんとのむことにしたら、トレーニングが度を越すと痛むということもわかってきて、痛むかどうかでトレーニングの量や強さを調節していました」

辻井君の家は緑に囲まれていて、近くの丘の中腹に公園があり、朝早い時間は散歩のために犬が大集合し、人間もそれに混じって走ったり、ストレッチをしたり。自然環境に恵まれた中で、気ままにトレーニングをしていたようで、なんとも羨ましい話である。

こんなことをしているうちに、辻井君は薬の効き目を身にしみて感じ、四逆散をきちんとのむようになり、次いで他の薬をのむことにも抵抗がなくなるという順番で抗うつ剤や眠剤をチビチビ試してみるようになった。

そんな中で、どの位の量で楽にコントロールできるかを自分で確かめ、ほぼ一年半ほどで危なげなく行動するようになった。

仕事に復帰することをあまり急かされないですんだという好条件があったとはいえ、抗うつ剤や精神安定剤だけでの治療だったら、辻井君は素直にのまなかっただろうし、結果として暴走しようと焦るし、かなり面倒だったろうと思う。

四逆散や加味帰脾湯をのみながら、納得ずくでジワジワと身体の土台ができ、薬についての信頼感ができた後だったので、ＳＮＲＩ（トレドミン）をのみ始めた時にもすぐに変化を実感でき、詳細な報告ができたのだと思う。

ＳＮＲＩをのみ始めた時の表現は、今も鮮明に記憶に残っている。

「四逆散なしで、これを朝昼のむと妙に自信にあふれてきて、何でもできる気がして、一種凶暴な気分で暴走しそうになります。自分の意志に反して動き過ぎて、他の人の意見など聞く耳がなくなるのがよくわかります。漢方薬と組み合わせると、丁度いい具合に穏やかに気分が持ち上がって、調節しやすくなります。抗うつ剤は尻を叩いて無理にやらせようとするみたいです」

辻井君のこの説明を聞いてから、他の患者さんの表現がとてもよく理解できるようになった。ＳＳＲＩ、ＳＮＲＩなどの抗うつ剤をのんだらとても苦しくなり、死にたくなったという女性の表現はこうだった。

「のんだら、頭の中が冴え渡っているみたいに感じるようになって、『さあ、やろう』と意気込むと、思考は頭の中だけで空回りをして、何も手につかない。ただただ、焦る気持ちばかりになって、お先真っ暗。どうしていいかわからなくなって」

たぶん、身体の土台を治しておかないで、SSRI、SNRIなどで脳内物質だけいじると、そんなふうになるのでしょう。身体を十分にいたわる治療が先にあるべきだと私は思う。漢方薬の使い方がわからないなら、せめてゆっくり休養をとらせればいい。ゆっくり休ませるように患者さんを説得することが先でしょうに。

◉「左脇腹を痛めて」のフレーズの意味は？

辻井君がいっていたトレーニングと四逆散の話。

やりすぎると左脇腹が痛くなり、四逆散をのむと治まる。四逆散をのみながらトレーニングの量と強さを調節する。だんだん身体が立ち直ってきて、トレーニングの量を増やしても左の脇腹が痛くならなくなって、「我ながらけっこういいセンいってるじゃないか」ととても嬉しかった。

この話のあと、時々いろいろな分野のアスリートの「左脇腹をいためて」というフレーズがたくさんあるのに気がついた。一流のアスリートなら猪突猛進型、四逆散が効くタイプの人がたくさんいるんじゃなかろうか。主治医が四逆散を試しにのませてみてくれないかなあと夢想する。

こういうのって、学会にでも発表すべきなのかもしれない。もっと影響力が欲しいなあと思ったり。でも、学会に出るなんて、死ぬほど嫌いだし。

せめて、スポーツ医学をやっている医師たちが知っててくれるといいのにと思う。

さて、辻井君は今は当時の姿の跡形もなく、以前に比べるとあまり暴走せずに暮らしている。他の人からそのことを聞くと、なんだかウソのような気がする。たぶん、当時は辻井君に振り回されながら、私も必死だったように思う。

こういう体験は貴重ではあるけれど、望んでできるものではないし、やはり現場で真剣に向き合って身についていくのだと思う。未知の分野だからといって「専門医にかかるように」といって逃げていると、その段階から進歩できないままだと思うし。

実際には、散々「専門医」にいじり回されたあとの人たちには、紹介できる先もない。だから、わからなくても立ち向かうしかないまま今に至ったのだし。

ケース3　悲しい！　ちゃんと効くのにのんでくれないとき

木下香純さん（二七歳・女性）

実をいうと若くてちょっと生意気で、イキのいい人。正常と異常の境界線くらいの人で、四逆散がよく効く人がかなりいる。そういう人に限って、薬をのみたがらない。四逆散を一日一回でもいいからのんで、向神経薬のほんのちょっとをのんでくれれば、立派に正常範囲で問題はなくなるのに、薬を忌み嫌ってのもうとしない。

なんとか少しのんでくれる時は確かによくなるのに、そうなると薬の恩恵とは認めないので、突っ走って四逆散も向神経薬ものまなくなってしまう。のんだ方が気持ちも楽なはずなのに、「薬はイヤだ」とか、「どんな薬も毒である」という思考回路は、頑固にのむことを拒否する。

あぁ困ったなぁ、と悲しくなる。こんな人がけっこうたくさんいる。手も足もでない。

「薬を減らしたいんです」

黒いまっすぐな髪。ピンと背中を伸ばして椅子に座り、開口一番がこれ。

問診表にはきちんとした字で書き込まれている。それにもう一枚、本人がまとめてきた現在の症状と希望することが、Ａ４一枚にきちんとまとめられていた。医師からの紹介状はない。

問診表などでみると、不定愁訴はあまりなく、睡眠に関わること、イライラ焦るなどの精神症状がたくさんあがっている。

のんでいる薬の名前と量を聞いて、ある程度の診断名の見当はつくが、まだ若いし、簡単なものではないと容易に推察がつく。

始まりは高校二年というから、すでに一〇年ほどの病歴である。地元の中学を卒業して私立の有名な女子校に入学。その後いろいろあって現在にいたる。大学には行っていない。

その間に、三ヵ所の精神科にかかっているが、三年前からは現在通院している精神科に落ち着いたらしい。

その精神科である程度状態が落ち着いたからなのだろうが、インターネットで薬について調べ、薬の量を減らしたいとさかんに主張し始めたらしい。漢方薬を使えないかとか。よく持ち込まれる相談である。

「この子が漢方薬の話をしたら、その先生が本を出してきて『それならこの先生がいいから、紹介状を書きましょうか』といわれたんですけど、本人がアッという間にインターネットで調べて、自分で電話して予約を取ってしまったんです」

後に控えていたお母さんが、静かな声で補足。

こりゃあ、しょうがない。観念してやれることはやっておいて、あとでその先生に連絡して相談するしかない。

紹介状の有無に、私はあまりこだわらない。この木下さんの場合には、長い経過に対する医師の見解などの情報があった方がいいとはいえ、初めに直接話をして感じとれることがたくさんあるので、患者さんの話を聞く時間を惜しまなければいいだけである。時間に追われる診療をしないで済むようになっているおかげである。

新しい患者さんには「漢方薬だけで病気を全部治そうと思い込まない方がいい」と最初に必ず断り、念を押すことにしている。

漢方薬を加えて、とてもよくなっていく患者さんがあるにしても、他の薬の力を借りた方が楽な人はたくさんいる。先の見通しの読めないはじめから、選択肢を狭めるのは、本人にとって損である。

その患者さんにとって、向神経薬のつかわれ方があまり好ましくない場合は、確かにたくさんあると思う。そうではあっても、それは使い方が悪いためで、向神経薬全般が悪いと決めつけないでほしい。その逆の「漢方薬はからだにやさしいから」というのも同様の決めつけ、思い込みで、使い方が的を射ていなければ、全く役に立たない。

それなのに、二者択一、白か黒か、オールオアナッシング。この考え方、思考回路の人が多くて、とても困る。

　どちらかに最後に決まるかもしれなくても、はじめからそうと決まっているわけでなし。どちらか決められなければ、当分待てばいい。

　この「待てばいい」ができない人が増えている。「待てない」ところが問題のカギなのだろうけれど。

　自分とは異なる意見に対して、ちょっと引いて吟味する心の余裕がないらしい。引き帰せる道は残しておいた方がいい。わざわざ退路を断って自分を追い詰めなくてもいいのに。どうしてそんなに、急ぐんだろう。


　まあしかし、今日のところは私一人で考えるしかない。漢方薬を希望しているのだから、とりあえず、おなかを触って腹証を取って、効きそうな漢方薬は何かあるか、考えておいても無駄ではない。

「何が効くか、まだわからないし、効くかどうか慎重に見極めながら、少しずつ試していくしかないでしょうから、我慢強くそれにつきあっていく覚悟が必要なんですよ。のんでみてとても変だったら、やり直さなければいけないし。精神科の薬は相談しながらゆっくり減らしていくんですから、すぐに減るわけではないし、大変なんですよ。大丈夫ですか」

　そう聞いた時に、はっきり明るい目つきで木下さんがニッコリしたのが、とても印象的だった。

そこから大変な格闘がはじまった。

おなかを触ってみて、正直なところ意外で驚いた。

それまで、女性というとフニャッとした筋肉のない軟かいお腹の女性がほとんどだったのに、高校生なみにしっかりした腹筋が触れる。珍しい。

「なにか運動とか、身体を鍛えるとか、してんのかしら」

「ヨガと太極拳を習いに行ってます。その前は合気道を三年ほど」

驚きの返事である。自分で道場を探して通ったのだそうだ。

私のような体育系とは対極にいるような人間には、到底信じられない話。

要するに、しっかりと腹直筋が張っている。その上に、みぞおちや左右の肋骨の下のあたりに、押し戻すような抵抗がある。押されると苦しいという。女性にしては珍しく、はっきりした胸脇苦満がある。脇腹の方まで触ってみたら、左側の脇腹は痛いくらいに苦しいという表情をした。

◉四逆散？それとも芎帰調血飲？

四逆散が効くのだろうか。猪突猛進型の性格なんだろうか。

「いろいろなことを始めると、脇目もふらず突っ走る方ですか？」

「そうですね。中学の頃からそういう行動でした」

本人もお母さんも、同時にうなずいた。図星らしい。四逆散をまずは使ってみようと思った。

もう一つは本人がまとめた中にきちんと書かれていた生理のこと。「生理不順、生理前はとてもピリピリして、ちょっとしたことでカッとしやすい」とある。

おなかを触ったとき、左下腹には圧すと痛むしこりのようなものがあった。

くわしく聞いてみると、この半年は生理がとびとび。二か月くらい空いたり、ひどくナーバスになっている時が一週間くらい続き、そのあと生理になる。生理になるとイライラはケロッとおさまる。精神状態が悪いのは、生理の前ばかり。

もしかしたら、芎帰調血飲《キュウキチョウケツイン》が効くのかもしれない。

芎帰調血飲と四逆散を試してみる価値はありそうである。まずは芎帰調血飲から、
初診の日は芎帰調血飲だけを出し、木下さんの意見を聞いて。二週間後に再診ということにした。

その日の診療の後、木下さんの主治医にファックスを送った。

その日の診療内容と芎帰調血飲を二週間とりあえず出したことを報告し、さしつかえない範囲で木下さんの診断名、こちらが注意すべきことなどを教えてほしいと書き送った。

翌日、長い詳細な内容のつづられたファックスが届いた。今の主治医の前に木下さんがかかっていた医師の意見と、その時の診断名も添えられていた。

予想したように、簡単なことではなかった。

木下さんが若いからこそ、今の段階で向神経薬をはずして治療することは、危険だろうと考えられた。長い将来を考えれば、壊れてしまわないように、必要な薬の最低限でいいからのみ続けてもらいたい。それなのに、本人に病気であるという意識がないから、それがとても難しい、ということが予想された。

それでも幸いなことに、その主治医になってからの三年間で、徐々に薬は整理され、中心になる薬が一種類に絞られ、減らされつつある時期になってきているとのことだった。こうして、精神科の主治医と緊密に連絡しながら、木下さんの治療が進められる体制が整えられた。

◉効いた、効いた！

二週間後の木下さん。とてもよく効いたようだった。

本人は自分の性格を「心配性」と表現していたのだが、芎帰調血飲をのみ始めて「少し建設的」な気分になったという。生理は薬をのみ始めて一〇日ほどでやってきた。出血量は多く、かなり大変だったはずなのだが、案外ケロンとした顔をしている。

「気分はいいんですよ。落ち着いた気がします。以前は生理の前がとても大変で、ずっと前にあったいやなことを思い出して、しょっちゅう『死ね！』とことばが出てきちゃったりするんで、外出する気にならなかったんです。それが全然ないのでとても楽です」

まずは、芎帰調血飲は上々の出来のようで、有り難いことである。

さて、次は四逆散。

前の医師の意見には「暴走癖」が書かれていた。相当にヒンシュクを買った話のようで、カッとして的はずれな方向に怒りが向いて、暴走したことがあったらしい。本人の口からはいいたくないことなのだろう。あるいは、そのことは記憶から抜けているのかもしれない。

芎帰調血飲の効く人たちが、人格がとても悪く変わる期間に、それが暴走するとしたら、本人には責任がなくても、悲劇的なことだろう。

しっかりとした胸脇苦満があり、脇腹まで痛がる人で、猪突猛進型の性格の人の中に、四逆散が効く人がずい分たくさんいる。腹診をして漢方薬を考えている時にこういう腹証にあたったら、とにかく四逆散をのんでもらうといい。ついでに、性格や行動パターンが猪突猛進型かどうか確かめると、面白いほど的中する。木下さんは、腹証も今までの行動のエピソードも、完全にあてはまりそうである。

そこで、四逆散と芎帰調血飲を一緒に一日三回のんでもらうことにした。

二週間後にもう一度と考えたら、木下さんは顔をまっすぐ持ち上げて、はっきりした声で提案してきた。

「漢方薬の効き方がこんなにはっきりしているものだとわかって、ホッとしています。せっかく漢方薬を使うんですから、効かなかったらすぐに変えられるように、一週間でまた来たいんですが、早すぎますか？」

本人が来たいというのだから、当面毎週ということにして、その日は終わり。

結局、このペースの格闘は二か月以上続いた。といっても、望んで得られるものではない、貴重な体験である。

たしかに、四逆散と弓帰調血飲をのみ始めて、三日間はあまり変わらなかったが、四日目から変化がわかり、木下さんは久し振りにいい感じに眠れるようになった。

それでいて、急に頭痛や下痢が始まり、よくわからないまま「これはいかん！」と考えて、芎帰調血飲を桂枝茯苓丸《ケイシブクリョウガン》に変更してみたり、木下さんが手持ちの当帰芍薬散をのんでみたりもした。

こういうのはジタバタ慌てた感じだったが、かえって芎帰調血飲の効き方をはっきりさせてくれたようだった。

桂枝茯苓丸に変えた時は、すぐにイヤな夢をみるようになり、気分が荒れた日になったし、当帰芍薬散に変えた時には二日目には右脇腹が痛くなって、木下さんは自分の判断で少し残っていた芎帰調血飲に戻して、来院した。

そんなこんなをしながら、二か月ほどで、四逆散と芎帰調血飲の組み合わせに安定し、生理が順調に来るようになり、生理のたびに荒れるということがなくなっていた。

精神科の主治医とは、ファックスのやりとりを頻繁にしていた。なにしろ、木下さんは薬を減らしたくてウズウズしているのが目に見えていた。とにかく情報を共有しておくことが必要と感じていたから。

私の方から漢方薬を出し、主治医からは向神経薬を出すという分担が、ほぼ一年半続いた。その間に日中の精神安定剤のほとんどが不要になり、一種類に絞られていた向神経薬の量は、ほぼ半分に減っていた。

そんな頃に木下さんから提案があった。

「もうこちらに来なくても大丈夫と思いますが、どうでしょうか」

漢方薬も向神経薬も、精神科の主治医に出してもらうようにしたいといわれ、反対する理由は無く、むしろ、感無量で嬉しい気分だった。

その後、主治医の精神科の医師には会う機会が時々あり、無事に良くなっていく経過を喜び合っていた。

◉「少しでも薬は薬、毒は毒」

木下さんのお母さんが私のクリニックに来院されたのは、その後八か月経っていた。木下さんが精神科にかかるのを止めてしまったという報告だった。向神経薬ののみ方は、いつの間にか私や精神科の主治医が考えていた量よりずっと少なくなっていたようで、木下さんは錠剤を正確にカッターで分割して、どんどん減らしていたらしい。

その量がほとんどゼロになった頃に、精神科への通院を止めてしまったということだったようである。

お母さんはどう対処すればいいか困り果て、心配で心配で眠れなくなっていた。木下さんは以前にくらべれば、ずっと平穏に生活をしているとはいうものの、家族の中ではやはりかなり勝手放題な言動をしていた。しかし、外ではそれは通じない。それをある程度わかりながら、それでも精神科にはかかりたくない。

「薬をのめと言われたくないし、薬は毒である。毒になるものをのみたくない」

木下さんの基本的な考え方は確固として揺るがなくなっている。その木下さんと毎日接しているので、お母さんの悩みは深い。

「いいつけたら一生恨むからね」と木下さんは凄むし、お母さんは悩むばかり。そのために、しばらくそのままになっていたということである。

うまく運んでいると喜んでいたのは、「知らぬが仏」の我々医師たちだけだった。

バカみたい。

その後に木下さんに会ったのは、東日本大震災の後だった。

「とても怒りっぽくなったので、衝突するのを怖がって、あの子がいると父親が部屋から出てこなくなっています」

お母さんの相談で、「ダメでもともと」と覚悟して、木下さんがのむことを期待して抑肝散《ヨクカンサン》を届けてもらった。予想に反して、木下さんは受けとって素直にのみ、よく効いたからと薬の追加のために、次には私のクリニックにやってきた。

なんだか一回り顔が小さくなっている。

「マクロビオティックスの本を読んで、実行しています。体重が五キロほど減りました。なにか影響がないかどうか、今日はついでに検査をしてください」

抑肝散はちゃんと効いたらしい。とはいうものの、のむのは一日一回だけ。

血液検査の結果は、全然異常はなかったが、「薬はなるべくのみたくない」とまた繰り返す。

「まだまだ薬は残っています。全部減らしていますから。最低限の量ですんでいるんです」。ケロリ、シャラッとした表情である。

薬を最低限に間引いてのんでいるとしても、以前に出した薬の総量と来院していない空白の期間とを比較して計算してみれば、木下さんがずっと長く薬をのんでいないのだろうと推察はできる。

どこまで信用できるのかというより、信用して安心している自信はない。

四逆散と芎帰調血飲で数年前の危機的な状態よりは、ずっとよくなっているのはたしかでも、ほんの少しでもいいから向神経薬をのんでくれれば、問題はほとんどなくなるのに。それでも「ほんの少しでも、薬は薬、毒は毒」は変わらない。

本人の安全のために、安全を維持するために薬をほんの少しのみ続けるという考えは、受け付けてくれない。

私も精神科の主治医も遠くから心配しているだけで、手がだせない。

木下さんはケロッとした顔で、たまにやってくる。血液検査をするだけで、「薬はいらない」という。今のところ一応無事ではあるが、どうにもならない。

「薬をのめ」といってもいうことはきかないだろうし、相手はもう大人だから、どうにもならない。ハラハラしながら、過ごしている。

こういう例はたくさんあり、最善の方法などというマニュアルはない。

本人の中にも、現代社会の中にも、精神疾患、向神経薬についての偏見が根強くあって、薬を拒否する方向に向かせてしまう。

とても難しい。悲しい話である。

Ⅳ 疲れ切ってもその自覚がない女性たち

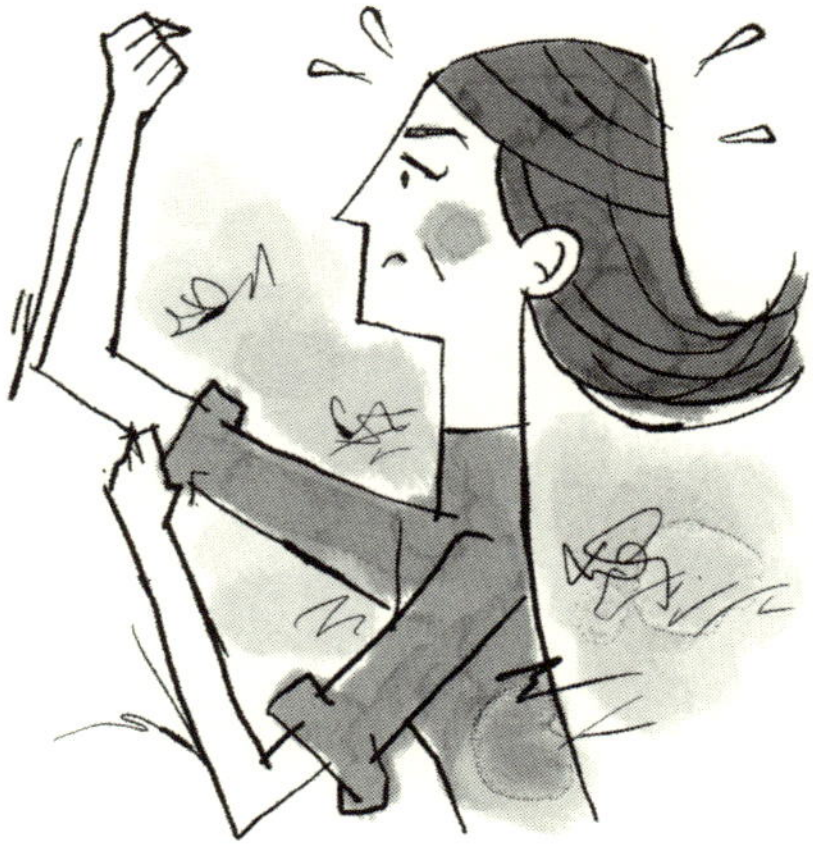

他人の痛みはわからないものです。他人の疲れ具合もわからないものです。

こういうわからないものは、見ただけではわかりません。ただ、ずっとたくさんの人たちの話を聞いてきて、様々な病気やその方たちの不自由さ、痛み具合がどの程度であるか、実際に身代わりになれなくてもいろいろな角度から想像して、考えられるようになりました。同じ痛みでも、感じ方により、その時の体調の好し悪しにより、激しかったり、軽かったりします。

漢方薬でこういう痛み、疲れなどを治療する場合には、ずっと長く続いているのであれば、体調を良くするための方策を探ります。

こうした治療法をとってきて、疲れ切っていてもそれがわからない人たちがとても多いことに、改めて気がつきます。

「疲れた」と表現しない人。「何もしていないのに」と否定する人。とてもこなしきれないほどの量の仕事、家事を、自分しかやる人がいないから、当り前と思ってやってきて、「何もしていない」と表現する人。朝から晩まで休みなくクルクル働いてきて、その中に楽しいこともあったから「疲れなかった、ふつうに働いていたから」という人。少しの症状なら「そのうち治るだろうから」と重大視しないでいるうちに、だんだん慣れて「まだまだ我慢できる」と思っていた人。

ずっと我慢してきて、どうしても治らなくなり、治療を受けてきたのに一進一退だったり、表面的な治療法だったので治りきらなかったり、あるいは、辛抱強く何年も治療していても、治療法がその間全く変わらなかったので、大変さをくわしく訴えたら、「心療内科に行ったら」とすげなく言われた、こんな話もザラです。

そして、最後にやっと私のところに辿りついたという感じの人たちがたくさんいます。ほとんどが女性です。

こんなふうな女性の難しい病態の治療をする時、内科的なもの、精神科的なもの、皮膚科的なものを問わず、ずっと長く治らないで治療が暗礁に乗り上げていたという経過の場合、漢方薬の治療の順序としては、はじめに女性専門漢方薬を使い、そのあと柴胡剤を加えて効果を高めるという治療法をとります。

こういう進め方は、教科書にもほとんど記載されていないようです。でも、たくさんの人たちを治療してきて、女性の難しい病態を治すには、こうした治療法が有効なのだと考えるようになりました。

わがクリニックで一番よく使われている薬は、当帰芍薬散です。『女性に劇的、漢方薬①』でかなりくわしく書きましたが、その後、たくさんの人たちの相談に乗り、様々な症状、分野の人たちに使い方を工夫してみて、驚くような効果をあげています。

当帰芍薬散をベースにして、柴胡剤を加え、まだ退治できない症状があれば、考えを整理して治療を組み立てて治していく、大変ではあっても、とても難しい状態が目に見えて治っていき、やりがいを感じる仕事です。

当帰芍薬散は女性専門漢方薬の中でも、一番体力がない人のための薬ですが、当帰芍薬散の効く人たちに、この治療方法がとくに必要なように思います。要するに、この体力のない人たちが、難しくて治らないまま残されているのだろうと思うのです。

●この章では、当帰芍薬散と柴胡桂枝乾姜湯を

そこで気合いをいれて、この章でくわしく書きたいのは、当帰芍薬散と柴胡桂枝乾姜湯《サイコケイシカンキョウトウ》を組ませる論理と治療法、そして他に難治の症状があれば、それをどう突破するのかという話です。

いずれも難物揃い。その人の病気とのつきあいも長く、大変な人ばかり。共通しているのは、みんな自分が疲れ切っていてもわかっていないこと。潰れた状態なのに、まだまだやろうとしていること。そして決して絶望などしていないのです。

「大変だけど、ずっとこんなだったー」と静かに笑いながら、一晩明けると「ま、なんとかなっていくでしょう」と悟ったように言い放ちます。

だから、男たちには「女は強く、しぶとく、叩いても死なない。殺せば化けて出てくる」などと見えるのです。

ま、そんな人もたまにはいますが、そういう人はストレスをまわりに撒き散らし、本人は全然関知しないため、たしかに丈夫で病気をしません。その代わりに、まわりが病気になるのですが、当然、本人は私のクリニックに用などはありませんから、出没しないのです。

男性はこのあたりの見分け方が、上手でないようで、ケナゲでハカナゲで体力のない女性が頑張っているのに、強そうに感じてしまうのです。色香に惑わされるのかもしれません。やはり、こういう色香に動じない私のような人間が、今のうちに書いておかねばと思うのです。

ケース1　倒れてもまた踏ん張って

徳田美奈子さん（四四歳・パート勤務）

やっと春になったかと思われる日に、徳田さんは来院しました。激しいめまいが少しおさまって、車を運転できるようになったので来院したといいます。

徳田さんは青白い顔で、みるからにやせています。身長は一六二センチあるのに、体重は四五キロしかありません。

「長男の入試の発表があり、最後に望みの国立大学にやっと合格できました。それを聞いた夜からめまいが始まって、寝ていてちょっと身体を動かしても吐き気がしました。朝から昼過ぎまでずっと吐き続けて、少しおさまってから近所の先生にかかりました。自律神経が乱れているんですと言われました」

子どもの受験に必死で、合格と聞いたとたんに嬉しさで目を回したととれる話です。でも、徳田さんの表情や服装には「お受験」に奔走するタイプの派手やかさは、全く感じられません。むしろ、地味な服装、化粧っけのない顔、荒れた指先などを見ると、毎日の生活の大変さを感じさせます。

問診の最後に「今後どうしたらよいでしょうか。漢方薬を試してみたい」と書かれてました。

「なんだか話がつながらないな」と感じながら、お子さんの年齢、性別などを聞いているうちに、突然パッと思い出しました。ずっと前、金沢区で仕事をしていた頃、近所の患者さんから聞いたすごく大変な出来ごと。「その人そのものなんじゃないか」。

「そうです。夫は一五年前に悪性リンパ腫で亡くなりました。三三歳でした。遺族年金で暮らしていますから、生活はなんとかなっていますが、大学は国立でないと、とても学費は払えません。だから国立しかないといってきて、最後にやっと合格できました」

本人はサラッと言いますが、そんなもんじゃありません。

二九歳の時、三三歳の夫を悪性リンパ腫で亡くし、そのお葬式の時、彼女は妊娠中でした。三歳の男の子、二歳の女の子、生まれくるお腹の中の子。とても見ていられなかったという話を、当時聞きました。

そして、その一年後だったか、もっと残酷な追い討ちが続きました。

四歳と零歳の男の子、三歳の女の子を育てるだけでもすごい大変さなのに、こともあろうに、真ん中の三歳の女の子が突然倒れ、左半身が麻痺したのです。検査の結果、「モヤモヤ病」による脳梗塞であるとわかりました。

「なにもわざわざ、そんないやなものを。この世に神様はいないのか」

本当に腹が立ちましたが、近所にいた単なる内科・小児科の医者だった私にできることは、なにもありませんでした。

「モヤモヤ病」というのは簡単にいうと、脳の中の血管の異常から起こります。脳血管撮影をすると脳内の動脈の末端の部分に狭窄があり、その周辺にモヤモヤ血管と呼ばれる、よくうつし出されない動脈が見られるもので、「モヤモヤ病」と呼ばれています。原因や遺伝関係はあまりわかっていません。

そのまま何も起こらなければ、その存在はわからないままですんでしまうのですが、発作的にどこかがしびれたり、変な痙攣があったり、意識が飛んだりという一種不思議な症状があり、いろいろ検査をしてはじめてわかるものです。年齢が小さい場合の発症は比較的少ないのですが、三歳の時に初めから脳梗塞の形で発症したのは、比較的大きな血管が詰まったのでしょうし、何にせよ不幸としかいいようがありません。

それから一五年たち、上の男の子は大学受験、左片麻痺の女の子は養護学校二年、一番下の男の子は中学三年になっていました。二九歳だった徳田さんは四四歳です。最近はこの年齢でも結婚していない独身男女が大勢います。

その中で徳田さんは三人の子どもをかかえて、毎日をすごしてきました。養護学校への送り迎えや、そのあい間に家事をこなし、文字通り東奔西走。そして、長男の大学入試の発表を見たあと、力尽きたかの如く、めまいで動けなくなったのです。

青白い顔色でしたが、検査では貧血はありませんでした。他の血液の検査でも肝機能、腎機能、甲状腺機能など全部が正常範囲でしたが、血圧の上が一〇〇にならない程低いのと同様に、正常の範囲ではあっても全部ギリギリ最低のところでした。問題になる数値はないのですが、最低限なんとか生きているといった感じで、全部まとめると身体中みんな不足、不足の貧乏生活を強いられてきたのだという証明のようでした。

異常はないけれど、死にそうにへばっているということなのでしょう。やはり漢方薬の出番です。

◉ホルモンのバランスが崩れると

お腹を触らせてもらいましたが、やせて皮下脂肪がほとんどありません。左側の下の脇腹に、押すとかなり痛みを感じるところがあります。東洋医学的には、「瘀血《おけつ》」の存在を示すという特徴のあるものです。それとおへその左側に大動脈の拍動がドキンドキンと伝わってくるところがあります。

目を回すのも当り前のような大変な状況なんだと納得していましたが、あらためて具合の悪さをチェックした問診票を見たら、該当するところだらけでした。

便秘がち、胃がもたれる、ゲップが多い、胸やけがする、頭重、疲れやすい、肩こり、腰痛、生理不順、ねつきが悪い、などズラーッとシルシがついています。

お腹を触った感じと生理不順になっていることから、当帰芍薬散をまず使おうと考えました。

こういう「めまい」について西洋医学的に処方する薬を考えると、自律神経を調整する薬、めまいどめ、吐き気どめくらいです。このくらいで軽ければ治ります。

漢方薬を考える場合には、「めまい」という項目だけで考えると、たいていはうまくいきません。すぐに苓桂朮甘湯《リョウケイジュツカントウ》などと出てくるのかもしれませんが、そんな程度で考えると空振りです。だから難しくて困るのですが、とにかく病名や表面的な症状だけで考えるのでなく、患者さんの全体像をよく観察することが大切です。

大声で話す元気いっぱいの人と、ヨレヨレな様子で小さな声で話す静かな人とでは、使う薬も、効く薬もちがうのです。それと同時に、男性と女性とでは使う薬、必要な薬がちがいます。

徳田さんの場合には、更年期にはまだ早い年齢でした。でも、ずっと続いている過酷な生活は、女性ホルモンのバランスを狂わせ、生理がきちんとこない状態になっていたのでしょう。からだにとって、とても過重なことを強いられ続ける時、生理が止まることがよくあります。

女性の生理は、もともと子孫を残すための周到な準備ですから、人間のからだ本体が危機的な状態にあると判断すると、女性ホルモンの総合的な働きを止めてしまいます。この判断は人間が頭で考えて指令するのではありません。本人がろくに判断できないでいても、からだはちゃんと判断するのです。

無理なダイエットをして体重が極端に減った時、成長途上のからだなのに過剰に運動をして、ほとんど皮下脂肪がつかないようにした時、超多忙な仕事をなにがなんでもこなそうと頑張りすぎて、疲れきった生活を続けている時、生理は止まってしまいます。そんな時は、本体がなんとか死なないように保つことが先で、子どもを生むどころではないのだと考えれば、よくわかります。

◉バタンキューの生活リズム

そこで、徳田さんには女性ホルモンのバランスを調整する働きのある薬をまず使おうと考えました。それに加えて、疲れ切って最低のところに陥っているからだの具合を、少しでもマシにするために、底から支え、免疫力をアップさせるためには、柴胡の入っている柴胡剤を加えると、効果的になります。柴胡剤も頑丈な人のためのものから、弱々しい人のためのものまでいろいろありますから、ちょうど体力に見合ったものを選んで組み合わせると、薬の最大の効果があがります。

女の人によく使う当帰芍薬散のよく効く人なら、柴胡剤でやはり弱い方の柴胡桂枝乾姜湯を加えると、効果があがります。こういう組み合わせで体力の底上げがされると、表面に出ている症状がずっと軽くなりますし、めまいの薬にしても、あまり使わないで改善されてしまうことがよくあります。

徳田さんには、はじめから当帰芍薬散と柴胡桂枝乾姜湯の二種類の漢方薬をのんでもらいました。状況も見たところの印象も狂いはないだろうと考えて、初めから少し長めの四週間分を処方しました。忙しい中で通院するのは大変だろうと考えたのと、その四週間の間に生理が来るのではないかと期待もしたからです。

一か月後に徳田さんが来院しました。顔色は少しよくなったように思いました。

「めまいは漢方薬をのみ始めてからはありません。少しからだが軽くなったように感じます。あんなに前のことなのに、先生が覚えていて下さったなんて、考えてもいませんでした。事情を一つ一つ話すのは、とてもいやなのです。冷淡にされると悔しいですし、変に同情されても同情される分だけ、みじめに感じるんです。『疲れているはずですよ。めまいになっても当り前の生活だったでしょ』といわれて、すなおに納得できました」

のみ始めて三週間後に、生理になったそうです。あまりつらくなく、ふつうの生理だったそうです。

とりあえず、あまり悪くなさそうなので、薬はそのまま続けてもらいました。また次の生理が来るのを期待して、今回も四週間分にしました。

二か月たった時、徳田さんの表情がずい分柔らかくなったようでした。

「食欲が出てきて、体重が少し増えました」

新学期になって二か月ほどたっていましたので、生活のリズムが落ち着いたかと思ってきいてみました。正直な話、私は聞かなかった方が気楽だったのにと思いました。

「朝、五時五〇分に起きます。

朝食の支度と下の子のお弁当の支度をして、長女を起こして朝ご飯を食べさせ、着替えをさせて、養護学校の送迎のバスポイントまで車で連れて行きます。

二〇分弱かかるところです。バスは七時半で、それから家に帰って、片付けや私の身支度をして、近くの生協まで働きに行きます。

仕事は八時半から一時まで。

店長さんの好意で、あまりきつくない事務的な仕事にしてくれていますが、電話の応対やコンピューターの入力などで、かなり神経は使います。

仕事から帰ってお昼を一人で食べます。いつも二時半ころです。

長女の帰りのバスのために、バスポイントに三時半までに車で行きます。

家に帰ると、長女は四時から七時まで昼寝をします。

学校でずい分疲れるのだと思います。その間に、長女の学校からの連絡を読んで、用意するものを用意し、夕食の支度をします。

こんな調子で毎日すごし、私はいつも台所の片付けが終わると布団に入って、すぐバタンキューと眠ってしまいます。夜中に二回くらい長女の世話で起きますが、

「その時もすぐバタンキューです」

徳田さんは初診の時と同じに、サラッと言ってのけるのですが、聞いていてなんだか涙が出そうでした。でも、徳田さんは泣いているどころではないのでしょう。

◉少し楽になってきたものの

少し調子がよくなって、体重が増えつつあるとはいっても、触ってみるとひどく冷たい手です。一番寒い季節は終わっているのに、手先、足先は冷たいといいます。他の人でかなりよく効く人がいるのを思い出して、コージン末を加えてのんでもらいました。

コージン末というのは、漢字でかくと「紅参末」で、薬用人参の粉末です。紅色で独特の匂いがします。他のエキス剤などと混ぜて、健康保険で使えるようになっています。ちゃんとした朝鮮人参の粉末です。

当帰芍薬散などの冷えを強く訴える人たちに使うと、効果がある人がかなりいます。でも、人によってのみにくかったり、全然効かなかったり、胃にさわったり、だめな場合もあります。

徳田さんは、はじめは「少しのみにくい」といっていましたが、当帰芍薬散と混ぜてお湯で溶かして飲むとホンワカいい感じがするのだそうで、飲んでいるうちに少しずつ効果が上がってきました。

例年、冷房が入る頃になると、手先、足先がジンジン冷えて困っていましたが、当帰芍薬散と柴胡桂枝乾姜湯、ほんの少しのコージン末をのむようになって、ずい分改善されたようです。

「漢方薬をのみ始めて、午後から夕方にかけてが楽になってきました。いつも、かったるくて長女の面倒を見るので、いっぱいいっぱいでした。自分が怒りっぽくなっているのがわかるので、無理に笑顔をつくっていました。なんか、そうしていると顔が引きつっているみたいに感じるのです。他の子の用事は後回しで、忘れて寝てしまったり、悪いなあと思っていても、手が回りきらないのです。少しマシになったかなあと思いますが、体重はなかなか増えません」

たしかに、毎日精一杯走っているのですから、少し楽になってきたとはいっても、まだまだ体重増加に転じる余裕はないのでしょう。最初の時の検査データで考えても、正常範囲の最低のところでしたから、そこからまん中あたりに戻すのが大変です。長年の貧乏ぐらしで、からだの中は借金だらけなのです。柴胡桂枝乾姜湯はこういう借金の返済を手助けする役割をしていると考えると、わかりやすいでしょう。

それにしても、徳田さんの毎日は大変すぎて、ほとんどろくに力になれないといつも悲しくなるほどでした。当帰芍薬散と柴胡桂枝乾姜湯を一か月分ずつ処方していた関係で、ほぼ毎月顔を見るようになって、つくづく日本の国の施策の冷たさを思い知るしかありませんでした。障害のある子を抱えて、母親一人で育てていくことの現実の具体的な大変さは、一つ一つ突き付けられてみないとわからないものです。

やっと少し体力を持ち直したら、暑い夏、夏休みがやってきて、子ども三人を抱えて毎日の食事の支度に追われ、「避暑」なんて「夢のまた夢」。旅行にしてもほとんど考えられないのです。そんな夏が過ぎたら、少し増えていた徳田さんの体重が、結局また減ってしまっていました。徳田さんの夏はこんな調子。秋の気配が濃くなる「季節の変わり目」といわれる頃、徳田さんの体調としては全体としては変わりないものの、偏頭痛が多くなり、軽いめまいが出始めました。

◉「もらさず聞いてくれてありがたい」

漢方薬をのみ始めて、半年が過ぎていました。子どもたちは、それぞれ新しい環境の中ですごし、夏が過ぎ、秋になってホッとする頃にいつも頭痛がひどくなるそうです。

「でも、今年は寝込むほどではありません。今までは、頭痛薬をのんでも一日中、ずっと吐き気がするほどでしたが、のめばなんとか耐えられるだけ軽いんです。春にひどいめまいで動けなかった時は、起きる前はずっと頭痛が続いていました。薬で軽くなりますから、それほど苦になりません」

春に来院を勧めてくれたのは、行事が重なったりした時、時々手伝いに来てくれる近所の同年代の女性たちだったそうです。

「私が寝込んでいると、ちょっと手伝ってくださる方が、学校の同級性のお母さんとか、幼稚園の時の知り合いだった人とかに何人かいます。本当に助かっています。その中の一人に『益田先生にかかってみたら』と勧められました」

徳田さんの住んでいるのは金沢区なので、以前に私が一〇年近く働いていたところです。私鉄で二駅ほど離れています。車で来ると一五分かからないところですが、間にいくつもデコボコと丘があって、土地カンがないとわかりにくいところです。

「長女の送迎のバスポイントは、ここから近い県道にありますから、教えてもらって来てみたら、ほんの少しバスポイントから離れているだけで、ふだんの生活からそうはずれるわけではありません」

年が明けて二月になれば、花粉症が始まります。いつもは近所の耳鼻咽喉科に、時々通っていたそうですが、当帰芍薬散と柴胡桂枝乾姜湯をのんで、少し体力がついてきたのでしょう。全体として軽い感じでした。

使ったものは、一番弱い人に使う桂枝湯と麻黄附子細辛湯の組み合わせでした。一般的によく使われる小青龍湯は、徳田さんにはあまり効きませんでした。というより、少し胃にさわるようでしたし、予備に持っていっておいた桂枝湯と麻黄附子細辛湯の組み合わせで、うまくいったようです。

こうして淡々と季節が移っていきました。子どもたちの行事、天気の変動くらいが主な変化で、徳田さんは一応無事に過ごしていました。

　私はその時々の問題を、なるべく質問をして把握するようにしているのですが、正直なところ、気分が重くなるものばかりで、私の手に余ります。例えば、子ども三人、お金のかかることばかり。

「悩みの種は学費と長女の進学先ですね。いつもそればかりです。養護学校を卒業したら、どうするのか。学校で相談して見学に行ったりしますけど、もともと選択肢が少ないのですから、贅沢のいいようがありませんし」

　徳田さんはずっと嘆いてぐちっているわけではありません。私はフンフンと聞いているだけで、気の利いた感想を述べる用意のしようもありません。その時の精神状態によるのでしょうが、なんだか無力感でいっぱいになる時もあります。

　こんな話を他のお母さんにチラッともらしたら、言われました。

「先生は話をもらさずに聞いて、子どものことより、私ら母親のからだの調子や眠れるかどうかを心配してくださるでしょう。そういう相談に乗ってくださるお医者さんって、めったに見つかるものではないんです。母親が面倒を見るのは当り前とみんな思っていて、大変で当然というのが前提で、ほとんど取り合ってもらえません。同情もしてもらえなくて、『お母さん、あなたが見ないでどうするんです。しっかりしないとダメ！　こんな世の中なんだから、ふつうの子の母親よりしっかりしてなきゃ』って言われたりします。こういうの、ずっと涙が出るほど悔しくて、悲しくて、なおのこと、気が滅入るものなんですよ」

「なるほど、そういうものか」と思い、少し慰められましたが、こんな調子がこれからもずっと続くのでしょう。全部手助けできると考えるのは、思い上がりなのでしょうが、話をよく聞いて少しでも便宜を計って上げたいと、いつも思うのです。

そう考え直してみると、日常的に見ている患者さんの中に、様々な障害をもっている人たちとその家族が、いつのまにかとても多くなっていました。

ま、ボチボチやっていくしかないのでしょう。

ケース2　うれしい再会、「三津子に劇的！？」　中西三津子さん（六八歳・元高校教師）

「中西さんという方から電話がありました。学生の時からのお知り合いとか。奥様をみて欲しいということで、また電話をするとのことです」

往診から帰ったら、受付事務の人から言われた。

「あ、その人、堅苦しい挨拶なんかいらないから、電話があったら都合のいい時間に予約してもらって。最優先、長時間扱いでね」

そして、四十数年の年月を隔てて、三津子さんにお会いした。柔らかでふくよかな笑顔の人だった。

◉あれこれ、ちょっとむかし話

中西氏と私とは、医学部の頃からの悪ガキ同士である。当時は、まだバンカラな雰囲気が大学などに少し残る昭和三〇年代後半、今考えると古きよき時代である。

医学部入学早々には、東大医学部の大講堂で医学連大会が開かれ、全国の医学部自治会の代表が集まっていた。六〇年安保闘争の名残りを残す学生運動華やかなりし頃で、議決権はないけれど、自治会代表でない人が誰でも参加でき、意見を述べることもできたので、東京近在の大学の人たちは、かなり気楽に参加していた。

学生運動のいろいろな派閥の人たちはもちろん、ごくふつうのほとんど左翼的でない人でも、そういう集まりに参加したりしていた。そんな時代だった。

「ムード左翼」と陰口を叩かれたりしながら、私はこわごわ見に行く人。中西氏は勇ましくも階段教室の大講堂の後方に陣取って手を挙げ、執行部の案に大声で反対意見を述べる。「ナーンセンス」なんていう野次がたくさん飛び、散々に蹴散らされる。とても同じ学年の人とは信じられないほど、頼もしい姿だった。


そんな思い出のこもる医学部の四年間は、ちょうどインターン制度反対闘争につながっていて、医学部の講義や実験や試験が、他の学部に比べてビッチリ詰まって忙しかったはずなのに、最後の一年間くらいはクラス討論が頻繁に開かれ、厚生省へ白衣でデモに行ったりして、そのことの方が強く印象に残っている。

こんな頃に中西氏は御茶ノ水駅のすぐそばの東京医科歯科大学に学び、私は東京大学の中をウロチョロしながら、たくさんの行動を共にしたものの、お互いにそれぞれ別の人を選んで、卒業と同時に結婚してしまった。というより、私に会うもっとずっと前に、中西氏は三津子さんと結婚することを決めてしまっていたらしい。

それでも、卒業後一回だけ三津子さんに会っているらしい。たぶん、生まれたての赤ちゃんの病気に関してだとは思うが、その頃、新米の小児科医だったはずの私に相談しても、あまり役に立ったとは思えない。そのせいか、全然記憶にない。

そして、ずっとそのままお互いの消息は知っていても、私自身は学生時代にろくに勉強せずに、学校内を走り回っていたツケで、新米医者の毎日は忙しく、母親業との両立も大変で、数年は無我夢中だった。

とはいえ、知識を吸収していくのは楽しくて、悩みはあれども楽しさの方がずっと大きかったのが若い時代の良さである。

そんなこんな、あれやこれやありつつ卒業して四〇年が過ぎ、「三津子さん登場」となる。だから、もちろん、三津子さんは私と同年代である。

私は同級生や学生時代をよく知る人に、漢方薬の話をするのはとても苦手である。授業にろくに出ない学生だったから、今更「こっぱずかしい」という気分が強い。

他の場面では平気で図々しそうにしているが、とにかく、同年代や身内の知っている人を前にすると、てれてしまって、はずかしくていやである。従って、本をかいていることなど、こっそり黙っている。中西氏などはよく知っていたはずではあっても、顔を合わせる機会があっても、漢方薬の力の字も口にしなかった。

だから、中西氏の奥さんの三津子さんの治療といわれても、自信はないし、わざわざ挨拶などされたら、ますますはずかしい。というのが本心で、しかし、三津子さんには罪はない。こちらが腹をくくって、待つしかない。

それからほどなくして、三津子さんが新患として来院された。穏やかな笑顔を浮かべておられた。

会ってみて、正直なところ「大変なことになった」と内心大いに困った。

顔面以外、全身カキキズだらけ。出血のあとがあったり、カサブタのところもあるし、ブラウスの袖をめくると、直径五ミリくらいの赤くふくらんで硬い痒疹（痒みの強いできもの）だらけ。崩れてはいないけれど、テッペンは掻きこわされてカサブタと血がこびりついている。お腹も背中も、ズボンの下の太腿も、ふくらはぎも全部。痒くて痒くて眠れないという。手の掌や指も、足の裏、踵などは厚ぼったい皮膚になり、ゴワゴワしてひび割れている。そこら中、バンソーコーだらけ。

五年前から全身に出はじめ、総合病院の皮膚科にかかり、その後近所の皮膚科の開業医にかかって治療を受けているが、いっこうにはかばかしくない。

診断はアトピー性皮膚炎の痒疹結節型といわれ、抗アレルギー剤の内服とステロイド軟膏などの治療なのだがパッとしない。

中西氏は私と同年の医者なので、専門外の分野でも知識は広く深く、実力は十分。いろいろ手助けはしてくれたが、お手上げ状態。そこで思いついたのが、益田総子さん。

だいぶ前から「漢方薬は劇的に効く時は効く」と大言壮語して、そんなシリーズの本を六冊も出している。「ダメでもともと、相談してみよう」というわけで、中西氏、絶対的に信用したわけではないのだろうが、依頼することにした。（医者の常識からいうと「こんな難しい皮膚疾患、絶対無理、無理。抗アレルギー剤をのんでステロイド軟膏を気長に使って治療するのが当たり前ジャン。難しいものは簡単には治りっこないし」）てなもんで。

というわけで、三津子さんは私の前に現れた。結論からいうと、漢方薬をのみ始めて一か月もすると痒みが減り、二か月めには痒疹が減るのがはっきりし、三か月もするととてもよくなってしまった。

中西氏も三津子さんも呆れるほど、劇的な効き方。そして、その呆れついでを記念して、「四〇年ぶりに会って飲もうや」となり、神田で待ち合わせ。同時代社の川上徹氏も同席して、「ヤー、メデタイ、メデタイ。こうなったら『三津子に劇的、漢方薬』がこの次の本のタイトルに決まりだ」などと、さんざん飲んだくれて、オダをあげたのは裏の話。

さて、ここからは本文。三津子さんに初めてお会いした時は、本当に惨澹たる、気の毒な状態でした。抗アレルギー剤をのみ続け、ステロイドの配合された軟膏をずっと塗り続けてきて、一進一退というのは悲しい話です。痒みは夜間にひどいため、朝になると寝間着が血だらけになっているくらいで、眠りながらバリバリ掻きむしってしまっていたようです。

◉平穏な生活設計、あてが外れて

中西氏の家族構成については、私はおおよそ頭に入っていました。三津子さんの父親は結核を専門としていた内科の医師で、人徳の高い、高名な方でした。比較的若く五十代で亡くなられましたが、三津子さんのお姉さんは医師、その夫も医師という医師だらけの家系です。残された奥様――三津子さんの母親はとてもプライドの高い方で、医師にならなかった三津子さんと、その夫の中西氏をあまり気に入っていなかったようです。

中西氏には医者らしい品の良さとか、学問的に高そうな雰囲気など、名家にふさわしいものはほとんどなく、どちらかというとその反対のバンカラで下町っぽい気さくな感じだったのが、悪く作用したのかもしれません。その雰囲気だからこそ、中西氏は私なんぞと気が合うのです。

さて、三津子さんはずっと大きな病気などはせず、六〇歳の定年まで都立高校の教員を勤め、一人暮らしになっていた母親の家のすぐそばで、中西氏と二人の比較的静かな生活に入りました。子どもたち二人は、それぞれ独立して仕事をしていましたから、教師と母親業の二本立てをこなしていた頃とは比べ物にならない平穏な日々が、定年後は訪れるはずでした。

そのあては完全にはずれたようです。

三津子さんが定年になるのを待っていたかのように、八〇歳をすぎていたお母さんが、少しずつボケ始め、日があまりたたないうちに自立した一人暮らしが成り立たなくなったのです。身の回りの世話以外の話し相手になったり、一緒に音楽を聴いたりという役回りは、誰でもいいという具合にはいきません。

「まだらボケ」の状態の肉親とつきあうには、ある種の悟りや能力が必要とされます。

「成績優秀、さすがはお父さんの子」とほめそやされて医学部に行ったお姉さんとは、顔を見に来て五分と経たないうちに大喧嘩になり、「もう来ないでいい」「誰が来るものですか」で物別れになるという始末です。そんな関係ですから、お姉さんはお母さんの話し相手に期待できません。

その一方で、ボケる前には、何かと三津子さんを軽んじていたお母さんだったのですが、三津子さんとは大きな喧嘩にはなりません。共存ができるのです。というより、三津子さんはお母さんと、ちゃんと共存する努力を惜しまないのです。

そうした結果、昼間はほとんど全面的に三津子さんがお母さんの家に行って過ごすようになりました。家事、雑用のためにヘルパーさんにも時々来てもらうのですが、必要な外出はあい間を縫って、細切れですますしかありません。三津子さんにとって、何だか理不尽な定年後の生活になっていました。

◉当帰芍薬散の先はなに？

そんな中で、五年くらい前から三津子さんの痒疹が出始めたのです。はじめの半年くらいは、治療すれば少し軽くなり、またしばらくして出るという繰り返しでした。この二年くらいは全体が悪化して消えることがなくなり、夜間に掻き壊すのでなお悪化するという悪循環になっていました。

三津子さんのこんな生活の状況は、かいつまんで質問するだけで、おおよその想像がつきました。お母さんの性格については、中西氏からチラチラ聞いていましたし、お姉さんとは私は個人的につきあいがあり、その性格は大体わかっていました。こんなことは、三津子さんの状況を把握する上で、すんなりと役に立ちましたが、考えてみるとごく普通に皮膚科的に治療する場合には、あまり立ち入る必要もないことなのかもしれません。

三津子さんの状況は、簡単にいえば、とても疲れ果てていたといえるでしょう。

長年の勤めが終わりホッとしたところで、あまり望んでいたことではない母親の面倒を見る羽目になってしまったのです。その母親はというと、とても気難しく、なおかつ必ずしも三津子さんの味方になってくれていたわけではありません。たしかに、こんな話が日本中にたくさん転がっています。

そして、からだ中に痒くて痒くてたまらない痒疹ができ、治療をしてもちっとも治らないのですから、そうなるとやはり、事情をかなりよく知っている私が、漢方薬を探すしかないのでしょう。

三津子さんは中肉中背、ヤセギスではありません。ろくにお化粧をしていません。目の下に、そばかすを大きくしたような薄いグレーのしみが、点々とありました。どちらかというと、白っぽい顔色です。

私などの年齢で、スッピンで外出する人というのは、ごく限られています。親が「女は化粧をするものだ」と、いろいろな場面で教えこんでこなかったことが前提条件で、それにプラスして外見を気にしない性格、あまり日焼けするヒマがない生活、などの条件が重ならない限り、ほとんどの女性はお化粧をしています。きっと、三津子さんはそんなことに、頓着しない性格なのでしょう。

とにかく、漢方薬を考えるためにおなかを見せてもらうことにしました。

三津子さんのおなかは軟かく、フワーッとした脂肪で膨らんでいました。肥満とはほど遠い体型に見えたのに、下腹にだけは軟かい脂肪がどっさりついているというイメージです。こういうおなかは防已黄耆湯《ボウイオウギトウ》です。

と思ったのに、三津子さんがちょっと意外な情報を口にしました。

「夫が当帰芍薬散をずっと前に持ってきてくれて、しばらくのんでいました。それをのんでいる時は、とても身体が楽だったと思います」

そういわれると、ちょっと方向を変更する必要がありそうです。何歳になっても、女性は女性で、当帰芍薬散が効く人には当帰芍薬散がよく効くのです。当帰芍薬散というのは、本当に面白い薬です。

当帰芍薬散は中西氏が「何かの役に立つのではないか」と考えて、三津子さんのために処方してくれたのだそうです。のむと身体が軽くなるように感じ、よさそうなのでしばらく続けてのんでいたそうです。

「ただ、皮膚のブツブツや痒みについては何も変わらなかったので、『これじゃあ、だめなんだろうなあ、難しいなあ』と夫は言って、漢方薬は当帰芍薬散だけしか持ってきてくれなかったんです」

当帰芍薬散は三津子さんにちゃんと効いていたようです。でも、当帰芍薬散一つではそれ以上によくならないという人がたくさんいますから、もう一押しすればよかったんでしょうが、診療の場で漢方薬を使った経験が少なかった中西氏は、「その次」については考え及ばなかったんでしょう。

◉「めげずにじっと耐える人」

漢方薬を使う時の私自身の思考方法は、多分に素人っぽいために、学問的に体系だてて示すことに、少々難点があります。ただ、それ以上によくならない場合には、その患者さんの特殊な事情はないかと考えて、もうちょっとよくなるように工夫するというのがコツだと考えています。

血圧を下げる薬が効くはずの量なのに、理論通りうまく効いてくれないことがよくあります。ふつうは降圧剤の量をどんどん増やすのですが、それよりも、効かない別の要因——からだの調子の悪さなどを考えて、それに対する漢方薬をうまく探すと、降圧剤は少ないままで調子がよくなり、血圧も下がります。実際の診療の場で、西洋薬と漢方薬をうまく組み合わせて使うととてもいいのですが、なかなか簡単にはいきません。治療で行き詰まるような難しい場面ほど、医師の頭の中を柔軟に働かす必要があるのですが、現実はまだまだです。

さて、三津子さんは疲れ果てていて、当帰芍薬散だけではまだ足りなかったのでしょう。当帰芍薬散の効く人が疲れ果てていたら、第一に考えて補充する薬としては、柴胡桂枝乾姜湯です。柴胡桂枝乾姜湯を使える人の条件としては、「雨にも負けず、風にも負けず、めげずにじっと耐えて頑張っている人」ということです。なかなか大変な条件のはずなのですが、私がみている女性たちには、このタイプが実に多いのです。でも不思議なことに、本人たちはそういうケナゲにして偉大な存在だとちっとも自覚していないのです。

「今までの生活で疲れ果てているでしょう」とか、「当帰芍薬散が効く人というのは、体力的には弱い部類なのですよ」と説明しても、みんな意外そうな顔をします。

おまけに男性から見ると、さほど弱そうに見えないんですから困ります。日本の男性は女性が何か自分の意見をいうと、「恐ろしく強い」と思うようです。ですから、弱い人でも自分の意志で意見を言おうものなら、「恐ろしく強い人」というレッテルを貼られてしまい、なかなか自分の意見がいえません。その結果、いつのまにか強い人でも「おしとやか」に振る舞うようにされてしまいますし、弱い人も「自分は強いのだ」と思いこんでいたりします。

それはともかく、三津子さんには最初に当帰芍薬散と柴胡桂枝乾姜湯をのんでもらうことにしました。こういう皮膚科的問題は、たぶんもっと別に使うべき薬があるのかもしれませんが、私が考えるのを任されたのですから、この頭で組み立てるしかありません。

最初は、ちゃんと効くかどうかを確かめるために、二週間。それで効果がわからなかったら変更するといういつものパターンです。

二週間後、二回目の診察では、一回目とくらべて三津子さんがよくしゃべるようになっていました。中西氏とあれこれ話題にしたのでしょう。私が推量していたお母さんのことが、ほとんど当たっていたらしく、いろいろな具体的な話がたくさん出てきました。毎日の生活は、想像以上に大変そうです。

定年の前は相当に忙しかったはずですし、その頃はお母さんはしっかりしていて、顔を合わせると皮肉のこもった言葉を浴びせていたそうですが、ことさら機嫌を取り結ぶために、余分にお母さんの所に行くことはしなかったそうです。

中西氏は社会的にはかなり有名になり、バンカラで開けっ広げな性格が魅力的で、人望が篤かったのですが、お母さんから見ると「品のない野蛮な振る舞いの婿」はますます気に入らず、そのぶん三津子さんに矛先が向いていたという関係なのでしょう。

三津子さんは定年前は仕事が忙しく、「夜はパタッと寝てそのまま朝」というパターンだったのですが、定年後、お母さんとの接触が増えてからは、寝つきが悪くなっていました。

お母さんはちょっとしたことから、ずっと前のことを蒸し返し、子どもの頃や、大学に入る前のことなどを持ち出して、さんざんけなすのです。

「頭の悪い子」で「お父さんとお母さんの子じゃないみたい」「勉強もせず、余計な本ばかり読んで、だから医学部にもいけなかった」など、どうでもいいことや、今更どうにもならないことばかりなのですが、知り合いの人などが来訪した時には、それがさらにエスカレートして、三津子さんにとっては不愉快で耐えがたいことでした。よくある話ですが、いいとこの奥さんが年をとったら、性格が悪いだけのおばあさんになってしまったというパターンです。

●さて、決め手は?

さて、当帰芍薬散と柴胡桂枝乾姜湯をのみ始めて、たしかに身体はとても軽くなったのですが、皮膚の症状はほとんど変わっていませんでした。痒みも変わらないということでしたから、「決め手になるものが欠けている」という感じが強くしました。

やはり、一番の問題は、最大の課題の痒疹、身体全体に広がった憎らしい皮膚症状です。考えを巡らすヒントは、最初におなかを触った時に感じたフワーッとした軟らかさ、防已黄耆湯の印象です。はじめの印象に忠実に戻ることにしました。

北海道の釧路の皮膚科の先生が、きわめつけに難しそうな患者さんに、防已黄耆湯と柴胡の入った薬を併用して治しておられました。「うまく応用できそうな使い方」と印象に残っていましたので、それを真似ることにしました。

疲れ果てていることは、私からみて最大の要因ですから、柴胡桂枝乾姜湯ははずせません。そこで、防已黄耆湯と柴胡桂枝乾姜湯の二つをメインにしました。

それと、このところは三津子さんは寝つきが悪くなっていて、中西氏からデパスをもらって、寝る前にのんでいました。

お母さんからさんざんけなされれば、疲れ果てている夜でも、頭に残っていて、眠りにくいのでしょう。ふつうは腹が立って言い返すところを、我慢してお腹に抑えこんでいたからこそ、共存できたのです。こんな関係になっている母親と娘の構図はたくさんありますが、かなりひどい場合には抑肝散《ヨクカンサン》加《カ》陳皮《チンピ》半夏《ハンゲ》をのむと、とても気分が楽になります。

三津子さんには、夜だけでも抑肝散加陳皮半夏をのんでみるように勧めました。


防已黄耆湯をのみ始めて一週間もすると、痒みが減り、痒疹の出かたが減ってきました。抑肝散加陳皮半夏はのみ始めて気分が楽になり、眠りやすくなったようです。

「たしかに漢方薬をのみ始めてからは、ずい分気分が穏やかになったと思います。以前は、母がひどいことをいうと、すこしカッとなって口調が荒っぽくなっていました。母は自分の言ったことは棚に上げて『おお、こわっ。怖いいいかたね。この前のヘルパーさんの方がましね』なんていうんです。そこで言い返せば喧嘩になりますし、私が引くしかないんで、不満をずっと引きずっていました。抑肝散加陳皮半夏は夢も見ないで、ぐっすり眠れるようです。デパスだけの時は、よく色々な夢を見ていました。覚えていないものもありますが、なんだかとても腹立たしくて、思わず母に言い返したら、『なによ、それ』って言われて、カッとした気分が残っていたり。とにかくあまりいい気分でなかったのはたしかです。よくなりだしたという実感があるので、気分も楽になっているのだと思います」

防已黄耆湯が効くのはわかったのですが、三津子さんの意見では、当帰芍薬散をのんでいた時は、からだが軽い感じになり、柴胡桂枝乾姜湯をのんでいた時は、午後もスタミナが残っていると感じたそうです。

「夕方は疲れてきてイライラする。いろいろ言われても夕方はからだが動かなくなる。やらなければならないことばかりたくさんあって、動けなくてよけいイライラする」

柴胡桂枝乾姜湯をのみ始めて、このスタミナ切れがよくなり、夕方のイライラ感がなくなると、よく女の人たちが表現します。三津子さんもこれにあてはまるようです。

「この前は、防已黄耆湯と柴胡桂枝乾姜湯の二つだったのですが、一週間もすると皮膚の状態がよくなり始め、その割りには以前に感じたからだの軽さがなくなっていました。以前、夫が持ってきてくれていた当帰芍薬散が残っているのではないかと、あちこち探したら、一〇日分ほど見つかりましたので、一緒にのんでみました。やはりからだがずっと楽になると感じましたし、気が付いたら夜間の痒みがほとんどなくなって、掻き壊さなくなっていました」

まだ漢方薬をのみ始めて一か月たっていないのですが、だいたい目鼻がついてきたようでした。ただ、よく効く組み合わせとして、防已黄耆湯と当帰芍薬散と柴胡桂枝乾姜湯と三種類も必要なようです。一日三回三種類のエキス剤をのむのは、大変だろうなあと思います。

「でも、とてもよくなっているのが、みんなにわかるんです。ついこの前に娘が久しぶりにやって来て『あら、お母さん、ずい分よさそうね。手が割れてないし』といってました。こうして良くなっていくのは張り合いがあります。効かない薬でも欠かさずのんでいたんですから、効く薬なら量が多くても平気です。もう何年も人前で手が出せませんでした。長袖をずっと着て、腕まくりもしないでいたんですから」

こういう大変さは患者さんでないと、表現できないものです。三津子さんのいうには、漢方薬のエキス剤が粉で苦くてのみにくいというのは、病気が軽症の人のいい分で、おいしくない漢方薬をのんで良くなるのなら、我慢してのめばいい。本当に大変な病気なら、我慢の問題でなくのめるはずだというのです。

「そういう我慢を子どもは少しずつ学んで成長し、大人になっていく。その我慢ができない大人は、まだ子どもから大人に成長していない。大人だったらちゃんと我慢すればいい。子どもには、ちゃんと言い聞かせれば我慢できるようになる。それが、育てる、教育というもので……」

◉ほぼ順調なその後

その後は三種類の漢方薬をのみながら、ほぼ順調に治っていきました。

とはいっても、まだらにボケてきているお母さんをみながらの生活ですし、不測の事態として家族が緊急に入院したりという、ふつうなら相当な危機もあったのですが、三津子さん夫婦の人徳のなせるわざなのでしょう。何とか乗り切りました。

そういう不測の事態の際には、やはり三津子さんの負担が大きくなり、皮膚の状態、特に手指の状態が逆戻りをしました。それでも、根気よく漢方薬をのみ続け、いつもより丁寧に保湿用の軟膏をすりこんで、あまりひどくならないですんでいます。

三津子さんは以前に皮膚科に通っていた頃の、ステロイド軟膏や痒みどめの抗ヒスタミン剤をたくさんストックしていました。こんなふうに薬を貯めこんでいる患者さんはたくさんいます。医療関係者から見ると変な話なのですが、よく効かない薬や、使いたくない薬などが放っておかれるのは、自然な心理なのだろうと思います。

三津子さんにたしかめてみたら、チューブ入りのステロイド軟膏も手つかずでありましたし、痒くて眠れない時のための抗ヒスタミン剤も、三か月分くらい残っていました。

忙しすぎて悪化する時には、ストックの抗ヒスタミン剤を寝る前にのみ、ジクジクしてひどくなる時には、一時的にステロイド軟膏を使ってよくするようにもしました。

痒い時に掻かないようにするために、三津子さんに勧めたのは、バッチのレスキュークリームです。健康保険の対象外ですので、保険外の負担になります。

以前は購入するのがたいへんだったのですが、最近は扱っている薬店が増えて、案外簡単に手に入ります。おまけに、インターネットなどの通信販売を利用すると、薬店で買うよりずっと安かったりします。円高の関係なのだと説明されましたが、そのシステムが不思議で、私には理解不能でした。

このクリームは少し大きめのチューブで二〇〇〇円くらいですから、化粧品一本くらいです。一本あると、ずっと使えます。

このレスキュークリームをひどく痒いところに塗ると、数秒で痒みがとまります。治してはくれませんが、痒みのために掻きむしらなくなりますから、キズや湿疹、ジンマシンなどを大きく広げないですみます。

さて、三津子さんはレスキュークリームを使ってしのいでいましたが、基本的には漢方薬が効き始めてからは、軟膏も抗ヒスタミン剤もほとんど要らなくなってしまいました。

それでも二か月に一回くらい片道二時間かけて通院するのですから、申し訳ない気がします。はじめは治療の目鼻がつき一段落したところで、中西氏の働いている病院あてに紹介状を書き、そちらで薬を処方してもらおうと考えていたのですが、三津子さんが通院するという方法を選んだのです。諸般の事情でというためでしょうか。

この頃は患者さんという気分は全然しなくなり、友人の奥さんとはいっても、旧知の仲間という気分で、病状などほとんど話題にしていません。中西氏の最近の活躍振りやお母さんのボケの様々なエピソードなどが、中心の話題です。

「いつも時間に縛られていますから、ここに来るためにたまに電車に乗って、座ってずっと本を読んでいられるのも、いいものなんです。はじめは珍しくて、車内でキョロキョロしていましたが、今は自由な二時間という感じです。よく話のできるお医者さんと知り合いになれたと思いますし、この年齢になると簡単に気が合う友達ができるわけではありませんから、これもなかなかよかったと、今では思います」

この感想は私も同じなので、本当は三津子さんの後に患者さんがいなければ、三津子さんの教員時代の話など聞きたいと思うのですが、なかなかそうもいきません。でも、こういう形の新しい友人ができるというのは、望外の役得といえるのだろうなあと思っています。


これで三津子さんの痒疹はよくなり、ハッピーエンドではありません。「まだらボケ」といっていたお母さんの状態に終わりはありません。半日をやりくりして遠路はるばる通って来ておられた三津子さんでしたが、お母さんの症状が進み、ほんの一、二時間三津子さんが見えないだけで不穏になり、お母さんに張りつかざるを得なくなったのです。薬は何とかなっていますが、当分この状態は続くでしょう。まだまだ前途多難です。

ケース3　難儀な仕事にキリキリ舞い、そしてヨレヨレ

岡島容子さん（五三歳・生協勤務）

岡島さんは、みるからに真面目そうで、話すことばも内容も整理されているというのが、第一印象でした。まっすぐ目を見て話し、質問すると的確な答えがすぐに戻ってきて、話し合いに慣れていることがわかります。

それもそのはずで、大学を卒業後すぐに生活協同組合の本部機構の職員になり、以来ずっと三〇年近く、産休以外は休まず働き続けてきています。

岡島さんが就職した生協は、物品の販売を扱うのを主とした購買生協だったのですが、この三〇年間で日本の経済成長とともに事業規模を拡げ、それと同時に大手スーパーマーケットと対等に競争していくために、県域を越えた生協同士の合併がなされ、働く職員数も大規模なものになっています。

岡島さんは、はじめは本部機構の総務、とくに経理関係の職員として働いていましたが、この二年ほどは部署を移動して、生協職員で作られている労働組合の専従職員として働いています。

岡島さんは外見のキチンとした感じとは正反対に、からだ中が具合が悪いところだらけ、愁訴

のかたまりです。色白で紺のブレザージャケット、フリルのついた白いブラウス、グレーのパンツというキリッとしたスタイルなのですが、相談の用件は他の五〇前後の女性となんら変わらず、頭痛、腰痛、肩関節痛、疲れやすい、不眠といったもので、更年期の頃の不定愁訴ばかりです。

　血圧は低く、職場の健康診断ではほとんど何も異常はありません。それでも、毎日だるく、疲れがとれないため、自宅の近くの鍼灸院に毎週通っているほどなのですが、慢性的な疲れは残り、近くの内科医院にもかかっていますが、あまりパッとしません。そうしているうちに、胃が痛くなり始め、薬の種類が際限なく増える結果になっていました。

　岡島さんは暗い表情で来院したわけではありません。本屋さんで見つけた私の本を読んで、漢方薬をためしてみようと考え、近所の内科の医師に漢方薬を処方してほしいと頼みました。本を読んで考えた補中益気湯《ホチュウエッキトウ》を、二か月ほど出してもらったのですが、いいのか悪いのか、よくわかりませんでした。

　その内科の医師は、

「私は漢方薬にくわしくないから、他の薬に変えてみてほしいといわれても、どうしていいかわからない。更年期だからといって、婦人科に行けば解決するかどうか、これもよくわからない。遠いけれどこの本の先生に相談してみた方が早いんじゃないか。よく効く薬がわかったら、同じものをこちらから出すのは簡単だから、そうしてもいいし」

と勧めてくれたのです。

そこで、岡島さんは午後に仕事が空けられる時を選んで、来院しました。

岡島さんは身長一六四センチ、六五キロで、骨太な感じはしませんが、見た目より体重があるという印象です。持参した健康診断の結果を見ても、中性脂肪が若干高いだけで、あとは貧血もありませんし、問題なところはありませんが、本人は肥満度が高いのを少し気にしていました。

「このところ、いつも疲労がたまって、イライラしやすくなっていると感じます。職場ではなるべく穏やかにしているように気をつけているのですが、店舗をまわって組合の方針を繰り返し説明している時などに、説明したばかりのところをまた質問されると、思わずカッとしそうになります。この頃、以前より踏んばりがきかなくなった気がします」

◉労組専従の仕事というものは

岡島さんが担当している生協の労働組合の専従の仕事の内容は、大まかには三つに分かれるそうです。

一つは労組本部にいて行う主に事務的な仕事。

二つ目は労組を構成している組合員が働いている現場に出張して行う仕事。

三つ目には、対外的な他の労組や他の団体との様々な仕事がありますが、岡島さんについてはまだそれほど大きな比重ではありません。他の女性の団体との共同行動やイベントの相談などがありますが、イベントは、土曜日、日曜日が多いため、貴重な休日を割かねばなりません。

さて、本部での事務的な仕事は、相当な量なのですが、組合員に納得のいく明瞭でわかりやすい資料を作り、それを携えて各店舗で仕事をしている労組員のところを回って、方針の説明をするのも、かなり難儀な仕事です。オルグといわれている仕事ですが、店舗の仕事が終わってからなので、当然、夜になります。

労組の仕事が終わるのが、早くて九時、もっと遅くなることもありますが、組合員の生活、体力から考えて、それほど長くは引っ張れません。

こんな調子で家に帰り着くのは、早くて一〇時すぎくらい。遅い夕食を軽くすませて、入浴して床につくと、一二時を回ります。

こんな専従の仕事を二年ほど続けて、現在の状況にいたるのですが、夜の店舗回りの仕事のスケジュールを調整しながら、労組本部の仕事をうまく組み合わせ、合理的に休みを入れるように、岡島さんはしてきました。それでも、なかなか休養はとれません。

こんな朝から晩まで仕事がつまっているような毎日なら、疲れ切って当り前だと私は思うのですが、岡島さんの感じ方はちがうようです。

「夫も生協の職員ですから、事情はよくわかってくれます。子どもは二人とも大学を卒業して働き始めましたから、小さかった頃にくらべて、本当に楽になりました。夫の方が先に帰っていることが、最近ちょくちょくありますが、冷凍庫の中のものをうまく使って、何とか夕食を作っておいてくれることもあります。子どもが小さかった頃は、それどころではありませんでしたから、よく頑張ってきたものだと我ながら感心してしまいます。その点、今は帰りの時間を連絡はしますが、ふっ飛んで帰らないでいいのですから、天国みたいなものです。疲れるはずないのにと、いつも思います」

たしかに共働きで子どもを生んで育てて、産休以外は休まなかったというのは、職場の環境がめぐまれていて、まわりの支えが十分にあったにしても、本人の踏ん張りがなければ成り立ちません。妊娠しても働き続け、子どもが保育園、小学校、中学校、高校を卒業するまでを考えると、ざっと二〇年近くかかります。毎日の食事のしたく、子どもの身の回りの世話、学校関係のいろいろ、全部こなしていくのですから目の回るような忙しい毎日です。

その頃は、仕事にいけば家のことはパッと忘れて切り替え、仕事中は時間内に仕事をきちんと処理することに没頭し、職場を出て帰路に向かえば、頭の中は子ども中心に切り替わり、夕食のおかずをあれこれ考え、数日先のことまで考慮に入れて食材を買い求めて帰り、その後は寝るまで忙しい、そんな生活です。

その生活の中では、ちょっと立ち止まっておしゃべりをする余裕すらありません。余分に時間を取られたくないという心配の方が強く、家の近くで見知った顔の人たちが数人で立ち話をしている場面に出くわすと、そこを挨拶だけですり抜けていくのに、けっこう勇気がいりました。そんな毎日なので、時間も気持ちも全く余裕がないのです。

それでもその生活をこなしていけたのは、この時期を切り拓いていこうという強い意志と、若さに裏打ちされた体力があったからでしょう。

◉「私がうつ病?」

岡島さんの生活を考えてみると、子どもにさかねばならなかった分が、夕方からの職場回りや会議などに変わり、他のことにまわす余裕もできてきたはずなのに、実際には疲れて思うようには進まなくなっていて、かなり不本意な気分が強くなっているようでした。

「更年期だし、少しうつっぽくなってるのはたしかで、この頃は割に安全でよく効く薬が出てますからね。のんでみますか」

近所の内科の医師から岡島さんはいわれていましたが、「うつっぽい」という表現に少し不満だったのと、抗うつ剤をのむことに抵抗があったようです。

岡島さんは労組専従になって、生協全体を見渡せる位置にいましたので、「うつ病」の診断で休職する職員が相当数いることや、他の生協でも長期の病気療養というと、ほとんどが「うつ病」で、なかなか職場に復帰できないでいることを知っていました。実際にどう対処するかが、いつも会議で問題になってもいました。

「だから、『うつ病』で絶対に休みたくなかったんです。更年期で疲れやすいだけなのに、夫はわかってくれても、他の人たちは理解してくれなくて、ここに来る前は自分でも焦ってるなと思ってました」

とにかく漢方薬は使えないのかと、岡島さんは口頭でも自分で書いてきた病歴にも、強調してありました。顔の表情をみても、キッパリと意志が強いという印象が読み取れます。

話しっぷりにしても、どこがうつっぽいのかなあと、私は思うのです。このくらいの症状はみんな私にもあるし、私の方が重症かもしれないし、私は仕事を続けているんだし、これで「うつ病」にされてはたまりません。

たぶん、他の医師たちはずっと簡単に「うつ病」を疑ってしまうのだろうと思います。たしかに、私はいろいろな患者さんをみていても、すぐには「うつ病」を考えつかないようです。漢方薬の何が効くかを、患者さんの話を聞きながら考えることの方が先で、「うつ病」かどうかなどは後回しなのです。

そういう感じ方は、単に私が鈍いだけなのかどうかよくわかりませんが、漢方薬が使いこなせるということが、強みなのはたしかです。

漢方薬を処方するとなれば、当然、岡島さんにおなかを触らせてもらわなければと促したら、岡島さんは自分から漢方薬を使ってほしいといっておきながら、ちょっと怪訝な表情をしました。このところ、ベッドに横になって診察を受けたことなど、長い期間なかったのだそうです。

岡島さんはとても色白でしたが、おなかも軟かく白くフワーッとしていました。顔はキリッとしていますが、おなかはつきたてのお餅のように白くて軟かいのです。

意志が強そうという印象は、男性から見ると「キツそう」とか「強そう」の印象につながるのでしょう。でも、おなかをちゃんと診察すると、その逆の「弱そう」になるのですから、これって、誤解のもとになるのでしょうね。

「弱そう」の印象のあとは、おへその左側でかなり大きく大動脈の拍動が、ドキンドキンと伝わってきました。それと、左右の下腹に押すと痛むところがあります。こういうのは、「瘀血《おけつ》」というもので、女性専門漢方薬を使えばいいわけです。更年期の年齢なのですから、当り前といえば当り前なのですが。

たぶん、当帰芍薬散と柴胡桂枝乾姜湯を使うと疲れがとれるんだろうと思いましたが、岡島さんは、前に内科の医師から補中益気湯を処方してもらって、二か月ほどのんだことがありました。でも、効いたかどうかわからなかったという感想です。

◉「疲れる」「やる気」にもいろいろ

岡島さんがいうような「疲れる」という状態に対して、柴胡桂枝乾姜湯はよく効くと思いますが、一般的には補中益気湯がまず先に使われることが多いようです。「消耗している」「疲れやすい」状態として補中益気湯が選ばれるのでしょうが、この二つの漢方薬の効く人たちの性格にはかなりのちがいがあると私は思います。

二か月のんでよくわからなかったというような場合、次は何を使うかにけっこう困るのですが、岡島さんに対しては私はあまり迷いませんでした。話をしていて「疲れる」という表現はでてくるのですが、あまり恨みがましくないのです。

生協という組織の中だったからか、ずっと忙しく働き続けてきて、更年期で疲れるのだけど「女だから損だ」とか、「ずっと働きずめの生活で」といった自分が不運だというような表現が、全然でてこないのです。

まわりのせいにしないで、自分でまず解決していこうと考えている人が疲れているなら、柴胡桂枝乾姜湯はよく効くのです。

補中益気湯の効く人はなんとなく少し不平がましくて、自分が損な役回りになっていると感じている人が多いようです。

二つの薬の効能とか効果にかいてあることは同じようなので、読んだだけでは違いはわかりにくく、効き方は微妙にちがうのですが、どちらがいいか迷ったら、のんでもらって効果を確かめれば、たいていすぐに決着がつきます。一週間もあればわかります。

「補中益気湯をのむとソワソワして、背中を押されるようで余分に仕事をしすぎて、余計に疲れてしまいます」

これは補中益気湯の効かない人の、表現です。

柴胡桂枝乾姜湯が効く人なら、「のむと夕方まで体力がもって、イライラしなかった」「からだの動きが軽くなった」というような表現ですし、補中益気湯の効く人が柴胡桂枝乾姜湯をのんでも「何も変化がない」「全然感じない」といった反応が返ってきます。

岡島さんは更年期だったので、補中益気湯だけをのんでも感じなかったのかもしれません。先に当帰芍薬散をのめば、更年期の症状が軽くなって、効果がわかったのかもしれません。岡島さんには当帰芍薬散だけにしようかと少し迷いましたが、結局、初めから当帰芍薬散と柴胡桂枝乾姜湯の二つをのんでもらうことにしました。

「効いてくれるといいなあと、かなり期待してのんだのですが、もうちょっとという感じです。たしかに疲れにくくなったかと思いますが、まだやる気がでません。からだは良くなっているんですが、気分的にかったるいんです」

「気分的にかったるい」とは、なかなか難しい表現です。こういう年齢の頃に、やる気がでるのがわかるかどうか、少し疑問です。

私などそんなやる気がどうであれ、否応なく仕事を続けています。少し調子の悪い日、頭痛がひどい日、気が重くなる人に会わねばならない日、娘の具合の悪い日などは、「心そこにあらず」の気分でボーッとしながら、それでも休めないので仕事に行きます。やる気がするかどうか気にしていないだけ、軽いのかもしれませんが、それでも、目の前に職員や患者さんがいる時には、「そと用」の顔、態度になりますから、調子が悪いことなどオクビにも出しません。

そんな時でも、何も悩みなどなく元気そうに見えるらしく、

「先生はいつも元気で、病気もなさらず、いいですね」などと言われます。

それをそのまま受け流しますが、内心は「フン」と思って、そう穏やかではありません。

岡島さんは、「やる気がしない、元気がでない」といいますが、そんなのはごく当り前のことだろうと思うのです。患者さんや職員に質問してみたら、回答は次の通り。

「朝疲れていて、できれば休みたいと思うのは、数年前から同じで、とくに経済的に大変になってからは、だから働いているんですが、全部投げちゃいたいとよく思います」

「やる気なんて、出なくても働いています。自分の病気の調子が少し悪い時は、ゆううつで悲しくなります。問題が全部解決することはありっこないので、諦めています」

「この三年ほど『ヤルゾー』という気は出ません。三〇代の頃は元気でした。子どもが生まれて夫婦喧嘩が絶えなくなってからは、家を出るまではゲンナリしていて、職場につくと元気になっていました」

こんな調子でした。

「疲れにくくはなったけれど、やる気が出ない」というのは、たぶん、薬は効いているのに、岡島さんがもっともっとやる気が出るのを期待していて、効果に対しての評価が低くなっているのだろうと考えました。

そこで、当帰芍薬散と柴胡桂枝乾姜湯は続けてのんでもらうことにしました。そして、「やる気」に関しては、更年期特有の精神的な不安定さがあるのだろうと考えて、抗うつ剤の一番軽いものと、これまたごく軽い精神安定剤を試してみることにしました。

●「とにかく西洋薬はのみたくない」

岡島さんは、薬とくに抗うつ剤、精神安定剤、眠剤といった向神経薬をのむことに、ためらいがあったようです。世間一般に広がっている「そういう薬はのみ始めると、増えるばかりで減らない。薬漬けにされるだけで良くならない」という偏見、不信感が根底にあったのだと思います。

「漢方薬で治したい」と希望して来院する方で、「とにかく西洋薬、新薬はのまない」と頑固に主張する方が、時々おられますが、これもその問題に関係しているのでしょう。これは患者さんの側だけの問題ではなく、医師と患者さんの間の信頼関係、なんでも言える関係が成り立っていることが第一の前提ですし、漢方薬を使える医師がもっと増え、東西両方の医学を縦横に使える医師が増えないと、解決しない問題なのだと思います。

本当は、両方を上手に組み合わせて使った方が、いいに決まっているのですが、残念ながら、両方を使いこなせる医師が圧倒的に少ないというのが、現実なのです。頑固で融通がきかないのは、医師も患者さんと同様で、患者さんの意見をきちんと受け止めなくても通用する社会である間はこのままなのだと私は思っています。

さて、それはともかく、岡島さんに向神経薬を使おうと考えて、簡単な説明をしました。

「いろいろな会議のあとで、頭に興奮が残っていて眠りにくくなっているはずなので、頭の中身をクールダウンするために、精神安定剤を使う。波立っている神経をなだめるのが精神安定剤。少しやる気が落ちている時に、それを持ち上げるのが抗うつ剤。岡島さんはまだ軽く落ちるだけなので、もう四〇年以上使われている初歩的なものを、朝昼一錠ずつ。あとは更年期なので当帰芍薬散。疲れてへたっているから柴胡桂枝乾姜湯。こんな組み合わせです。カゼの時にカゼ薬、高血圧になったら降圧剤をのむのと同じで、軽くなったら薬は減らすし、治ったら薬は止めます。漢方薬も他の薬も、相談しながらのみ方を決めていけばいい。薬という点であまり変わりはないのですよ」

こういう話をして、この追加を含めて二週間のんでもらいました。結果はなかなかよかったようで、この組み合わせで、夜ねてから朝まで六時間くらいぐっすり眠れるようになったそうです。

「薬で治すことは、薬に頼ること、なるべくしない方がいいと考えていました。この前、いろいろな時に、必要に応じてそのための薬をのむ。効かなかったら薬を取り替えて、治ったら薬は止める、という説明ですっきりしました。難しく考えないでいいんですね」

なんの気なしの説明だったのですが、納得がいったようです。たぶん、一旦のみはじめたら止められない、止めたい時に言い出しにくいと、みんな考えているようです。やはり患者になるという立場は大変です。

その後、岡島さんは順調によくなっていきました。それでも、一か月に一回午後来院していました。

その間に冬は冷えて手先まで冷たくなるというので、附子《ブシ》（猛毒のトリカブトを熱処理して毒性を抜いたもの）を少量加えたら、かなりよくなりました。

春にはスギ花粉症で眠りにくくなったりしていましたが、今までのスギ花粉症よりはるかに軽く、眠剤を半錠のんで切り抜けることができ、「まあまあ、許せる範囲」で仕事ができると満足していました。

◉効いてる薬を自分でコントロール

でも、私からみると、岡島さんの仕事はとても大変そうでした。

来院のたびに「今の問題の中心はなにか」と質問してみるのですが、その答えは全部仕事のことばかりでした。一年中、「〇〇闘争」の説明です。

そのために、労働組合の方針案を作るための会議があり、職場を回って説明し、情報を集めて会議で検討する、この繰り返しです。

例えば、新年が開けると「年度末闘争」が始まり、三月には「春闘（春期闘争）」、年度が変わると「定期大会」の準備にはいり、やっと夏休み。夏が終れば「秋闘」があり、その後は「年末闘争」で一年が終わるといった具合です。その間に歓送迎会をしたり、「暑気払い」をしたり、予算案を作ったり、いつも休みなくあっちこっちの職場や店舗にでかけています。

「そんな目まぐるしい仕事、私など絶対にできない。一年中疲れ切ってるのは当り前でしょ」と私は思うのですが、
岡島さんにいわせると、
「事務所で座りっ放しで何時間もパソコンに入力している仕事の方が、ずっと大変ですよ。外へ行く時はからだもほぐれるし、気分も変えられるし、それほど大変ではないんです。このクリニックにかかり始めたころ、電車で移動する時は座れても目をつぶっているだけで、本も読めませんでした。この頃は文庫本を持ち歩いて、小説を読んでいます。自分で日程を段取りよく決めておけばいいだけですから、自由があるんです」
更年期などで経過の長い人たちは、一年前の同じ頃どうだったかと比較してみると、よくなっ

たかどうかがよくわかります。岡島さんは、本が読めるようになったことと、梨畑に白い梨の花が一面に咲いているのに、はじめて気がついたといっていました。

二年がすぎても、岡島さんは、相変わらず一か月に一回のペースで来院し、同じように薬を持って行きます。そろそろ薬が減ってもいいのではないかと考えて聞いてみました。

「実をいうと、抗うつ剤はいりませんし、漢方薬も一日三回はのんでいません。眠剤はほとんどいらなくなりました。急な事態が起こって来られなくなると困るので、薬のストックをしています。きちんと整理してわかるように保管してあります。この前、私と同年代で他の職場の人が自死しました。女の人です。他人事とは思えなくてとても落ち込みました。私は以前とは比べものにならないくらい良くなっていますが、ここに通ってくる日がけっこう楽しみですから、何があっても時間を確保しています。まわりに『今日は午後クリニックに行くからね』って大っぴらに叫んでいます。大丈夫です」

こういう調子で、我々医療関係者はけっこうだまされているのかもしれません。参考のために、来院している患者さんに時々聞いてみるのですが、薬の備蓄をしている患者さんは多いようです。ちゃんと効いている薬は、足りなくなると困るし、大地震でもあったら、それこそすぐに困りますから。

更年期から定年までの期間は、からだは少しずつ落ち着いてはくるものの、いろいろなことが起こります。健診で「ガンか？」と疑われるようなものが発見されたり、日頃の忙しさに加えて家族のだれかが入院したりすると、余裕のなさ、忙しさが倍加します。

岡島さんにそれが何もなかったのではなく、一か月毎の来院の際に聞いていると、次から次へと起こっています。私はただ話を聞いているだけなのですが、女性が働き続けていくことの大変さをいつも痛感します。だから、疲れ果てていてもわからないのでしょうし、子育ての一段落する更年期の頃に、様々な不定愁訴が出てきても、よくわからないまま我慢しているのかもしれません。

だから、「薬にはなるべく頼らない。我慢、我慢」と考えるのかもしれません。それでも、薬の上手な使い方がわかったら、そして、あまり気にせずその薬が手に入るようになったら、反対に必要な薬は着々とためこんでいるというのは、面白い変化だと思います。

岡島さんとは、こんな調子のつきあいが続いていますが、やはり季節によって頭痛が増えたり、下痢をしたり、いろいろヨレヨレしながら働いています。変わったところは、疲れるのが変だと思わなくなったところと、大っぴらに「いやだ」と職場でいえるようになったところだそうです。

ケース4　診察後、医者の私もドッと疲れて

松崎純子さん（六二歳・仕事さまざま）

第一印象は、シャキシャキスッパリ。私もこうありたいと考えるような、すっきり潔い物腰です。細身で上背はけっこうあります。一六五センチで四五キロといいますから、この年代としては相当背が高い部類ですが、細すぎでしょうか。

「同窓会誌で見つけ、本を取り寄せました。読んですぐ、診ていただきたいと思いましたが、東京なので『県外』といって断られ、横須賀の息子のところへ行くという口実にして、受け付けてもらいました」

冒頭にそういわれました。

障害のある娘と暮す私が、健康を害さない程度に無理のない仕事を維持するために、予約で患者さんの数を少なく限定して、ゆっくりとした診療スタイルにしてから、一五年ほどたちました。そのスタイルを維持するためには、通院が続きにくい「県外」の患者さんは、断らざるを得ないのです。

「どこにも広告を出していないし、看板すら出していないのだから、わざわざかかる患者さんな

んていないでしょ」

当初はタカをくっていたのですが、この一五年の間に、インターネットで検索して探し出すという、私が考えていなかった方法が当り前になってしまい、すっかり当てがはずれてしまいました。

「書店にならぶような漢方薬の本をたくさん書いていれば、広告の必要はない。ネットでひけば、すぐ出てきますし。読めば必ず『かかりたい』と思いますから」

患者さんから直接いわれても、いまだに携帯もパソコンもいじらない私としては、ただ困ってしまうのです。ごくふつうと思って生きてきていたのが、この一五年で異星人の如く、あるいは原始人以前の如くになってしまったように思います。

「ま、もうちょっとヒマになったらやるかも」とたまに考え、ずっとヒマは作らないでそのまま。電車で通勤し、新聞と本を読み、日々患者さんに接していれば、不自由はないのですが。

さて、ちゃんと話を元に戻しましょう。

松崎さんが最初に来院した理由は、しごく漢方的です。

「すぐカゼをひき、治りにくい。ひどく緊張しやすいため、血圧が安定しない。病院で測ると異様に高くなり、それを基準に降圧剤が処方されると、下がりすぎてだるく、目が回り何もできない。いつも緊張しているので、頭痛、肩こり、首、背中の筋肉が固くこって痛む。腰痛、膝関節痛、手足の冷え、不眠、体重減少、耳鳴り、聴力低下。精神安定剤を使わないで緊張がとれないものか。その他まだまだ」

病歴を記す問診用紙には、小さい几帳面な字でビッシリ書き込まれていました。ちょうど時間に余裕がある午後でしたので、覚悟を固めてきちんと話を聞き、松崎さんを理解しようと決意しました。

◉漢方薬の治療にはマニュアルがないので……

患者さんはそれでなくとも緊張してとても構えて来院します。とても難しそうな初診の患者さんに接する時には、医師の側もそれなりに覚悟し、できる限り細大もらさず聞きとって、より良く患者さんを理解するように努力するのは、礼儀であると思います。

なまじ漢方薬の治療に手を染めてしまったため、全くの専門外の問題を持って患者さんがやってくるのは、珍しいことではありません。「専門外」といってハネていたのでは、その患者さんは行き場がなくなりますし、なんとか突破口を見つけようと、あらゆる可能性、あらゆる切り口から考えることによって、可能性が開けて考えもしない治療法が見つかることもあります。

西洋医学的治療では、「この病気はこうする」というマニュアルがあり、それに沿って治療するのが当り前で、あまり頭を使う必要はありません。その治療方法でうまく行かない場合は「これ以上は治らない」と医師は考え、そう通告してしまいます。

「医学的常識」からいえば、それは当り前とされているのですが、実際に患者さんの身にとってみれば、まだたくさんの不都合があり、生活にも支障があれば「なんとかしてほしい」と考えるのは当然なのです。


私のクリニックに、漢方薬の治療を患者さんが求めて来院する場合、ありとあらゆる治療、検査を繰り返し、何軒も病院を回った後という方が圧倒的に多数です。

「漢方薬を使ってほしい。今までの治療とは違うもので」

そういう患者さんは、当然のことのように、そう要求してきます。西洋医学的治療のように「○○にはこの漢方薬」「××にはこの漢方薬」とマニュアル的に右から左へ頭を使わないで治療が進められれば楽なのですが、その手法ではうまく治せないからこそ、私自身には専門外の全く未知の分野であっても、どの専門書にも書かれていないことであっても、わけがわかってもわからなくても、自力で格闘するしかない状況なのです。

そういう格闘を続けてきて、経験を積んで少しわかるようになったところもありますが、いつまでも日々新鮮に途方にくれる分野の方が多いのです。

こういうことを、患者さんはちっともわかっていないようです。

またぼやいてしまいました。本当はこれは松崎さんの責任ではないのですから、先に進まなくては。

松崎さんの話をきちんと全部聞きとるには、時間と労力が必要でした。でも、松崎さんが使った労力・エネルギーの方が大きかっただろうと思います。そんな中で、ビッシリ書いてあった病歴以外に重大なことが出てきました。書き記したくなかったのかもしれませんし、初対面で、もし信用できない医師だと松崎さんが判断したら、口に出さずにおこうと考えていたのかもしれません。

松崎さんは、たくさんの病気をし、一般には理解しにくい難しい状態になっていました。その結果として過度に緊張をし続け、毎日が大変だったのです。こんなこと、一口にはいえませんから、病院で血圧を測るとメチャクチャに上がるのです。

大学を卒業してから、無事だったのは結婚して子どもを二人生んで、仕事を続けていた一〇年あまりの日々だけだったようです。

●長い病歴をきいてみると

まず最初は三八歳の時、胆のう炎で胆のうを摘出する手術を受けました。その時の腰椎麻酔の後、長く激しい頭痛が残ったために、念のため頭のCTと脳波の検査を受けたところ、その脳波に異常な波形が発見されました。

その波形には遺伝的なものの可能性があるといわれ、血のつながりのある人たち全員の脳波の検査がされました。その中で女性三人に同じ波形が見つかりましたが、子どもたち二人には、異常波は発見されませんでした。

それは「てんかんの一種」と説明されましたが、松崎さんを含め四人とも結婚し、子どもがあり、それまで全員に一回も発作はありませんでしたので、薬の内服はせず、全員経過観察ということになりました。

四一歳の時に、松崎さんは子宮を摘出する手術を受けています。この時も腰椎麻酔でしたが、無事でした。

その後仕事は続けていたのですが、決定的に辞めざるを得なくなったのは、四五歳の時でした。仕事の帰りに車を運転していて、意識を失いました。不幸中の幸いで、中央分離帯に乗り上げ、車の破損だけで済みましたが、事故の前の半日分の記憶が松崎さんから消えていました。ほんの三〇秒ほどの意識消失と、半日分の記憶喪失以外には何もなかったのですが、人身事故を起していたら、取り返しがつかないことだったのです。

「晴天の霹靂、非常に衝撃的な事実の出現」とはいっても、恐ろしいことでしたので、松崎さんは決意して車の運転をやめ、外に出る仕事をやめることにしました。夫はその頃、国立大学の教授をしていましたので、松崎さんは家庭内で夫の仕事を助け、外国の文献の翻訳をしながら過ごしていました。

この頃から松崎さんは神経を張り詰めて過ごすことが前よりも増え、血圧が上がりはじめました。混雑した病院の待合室で長時間待っていると、それだけで緊張が高まるのがわかりました。のどから心臓が飛び出すのではないかと思われるほどに緊張し、血圧が上がってしまうために、「パニック障害」と診断され、降圧剤の他に、抗うつ剤、精神安定剤などが処方され、松崎さんは不承々々ながら薬をのみ続けていました。

かかっていた内科、循環器科などでは、質問したくても思うように話ができませんでした。質問しようとメモにして準備しておいても、医師の前では頭の中が真っ白になって血圧が上がり、シドロモドロになってしまいます。釈然としない不満を抱えたまま、松崎さんは更年期にさしかかっていました。

耳鳴りが強くなったのは、五〇歳の時です。左右ともに聴力が落ちはじめ、静かな家の中以外では聞き取りにくくなり、聞き逃すまいと常に緊張しながら過ごさざるを得なくなっていました。五五歳の時、決心をして精密で高価な補聴器をつけることにしました。試してみたら、片耳だけでも十分に役に立ちましたし、屋外では全部が聞こえなくてもいいと考えて、屋内で必要な時にだけ片耳につけています。何しろ片耳で一六万円かかったのです。大変です。

これだけの病歴がわかると、松崎さんの最初の要望はよくわかります。

体調がとても良くないということと、降圧剤の量の決め方、精神安定剤、抗うつ剤をのみ続けていることについての漠然とした不安、この二点に絞られます。一つずつ順番に解決するしかありません。

やっと出発点が決まったわけです。そこで、漢方薬の処方も考えるために、ベッドに横になってもらい、お腹を触らせてもらいました。血圧は測りませんでした。血圧を考えるのは後回し。測ればどうせ高いのです。おまけに、本当はどのくらいか考えようもないのですし。

◉メチャメチャな緊張をとくには？

体型はスラッとしてすっきりしています。ハスキーな声であまり女っぽくありません。話の筋道がはっきりしていて、私としてはかえって、気が楽です。

体重から推測できるのですが、おなかに皮下脂肪がほとんどありません。腹直筋はあるかないか、ろくにない感じです。皮膚は薄く、柔らかく頼りなくて力など全然ないという印象です。お臍の左横に大動脈の拍動が、ドキンドキンと伝わってきます。

上腹部のみぞおちの部分と下腹部の下の方に、それぞれ縦に一〇センチ弱の大きな手術の傷痕があります。上は三八歳の時の胆のうの手術の傷痕、下は四一歳の時の子宮の手術の傷痕です。

おなか全体としては、痛いところはありませんでした。右の脇腹に一か所だけ押すと痛いところがありました。胆のうの手術と関係があるかもしれませんが、時々ギュッと痛むことがあるそうです。

私のクリニックに来院する女性には、おなかに手術の傷痕がある方が、とても多いようです。婦人科的な手術だけでなく、胃や胆のうなどの上腹部の手術を受けた方が多いのです。最近は、脳腫瘍などで頭をあける手術を受けた人まで数人おられます。

「女性はたくさん手術を受けている」ということではなく、手術のあとに様々な理由で体力が落ち、たくさんの不定愁訴に悩ませられるからです。

外科のサイドからみると解決したはずなので、とりあってもらえず「うつ病」扱いされたりして、ずっと長く解決しないまま、めぐりめぐって漢方薬で解決しないかと希望をつないで、私のクリニックに来院する、そういう背景があるのだろうと思います。

松崎さんの場合は、女性ホルモンのバランスが崩れた状態が続いていたのでしょうし、お腹の手術のあと、たしかに体力が落ちたのでしょう。それに加えて、いつ起きるかわからない得体の知れない「てんかんの失神発作」にいつも神経をとがらせられ、それに続く更年期には耳鳴りが始まって聴力が落ちて、四六時中緊張しっ放しの生活を強いられてきたわけです。

そんな状況は、本人が考えるよりはるかにエネルギーを消費していたでしょうから、気付かないうちに体力を使い切っていたのは当り前と考えられるのです。緊張のあまり瞬間的に血圧が上がってしまうのも、「パニック発作」と診断するより、「気の毒に、大変なんだ」と同情すべきなのです。

私は緊張をほぐすために、なにかしら会話をしながら患者さんのおなかを触るのですが、松崎さんはずっと緊張したままで、それどころではなかったようでした。

「今、やっぱり緊張しているんですか」

「もう、とっても。どうお答えしたらいいか、そればかり考えていて、さっきからずっと頭が混乱しています。それに、おなかを触っていただいたのは、何年ぶりでしょう。このあと、どの姿勢をとればいいかが気になって、先生の言われることが聞こえても、すぐには頭で理解できないんです」

予想以上の緊張です。緊張のあまりトンチンカンな会話になったり、あとで全然記憶に残っていないという人も時々おられますが、松崎さんのメチャクチャな緊張の仕方はそんな感じです。返事の言葉を探すのに必死で、いっぱいいっぱいなのがよくわかります。私より若いのに本当に気の毒です。

私に対してでもこんなに緊張するのですから、他の医師に対してろくに口がきけなかったというのは想像できますが、さて、困ったもので、どうしたらいいか。

診察しながら緊張がとれるのを待つのは諦めました。それより、一回目なのですから、血圧のことは抜きにして、今現在で考えられる漢方薬を使ってみて、効果をみながら二回目以降に、ジワジワと微調整しようと考えました。

最初に使いたいのは当帰芍薬散です。子宮を取る手術を受けていることや、更年期以降にたくさんの難題が降りかかっていることを考えると、女性ホルモンのバランスを調整する薬を、最初に使わなければ。おなかが柔らかく、力がなさそうでしたから、まず当帰芍薬散です。

もう一つは柴胡桂枝乾姜湯です。聴力が落ちてずっと長く緊張を強いられてきていることや、得体の知れない「てんかんの失神発作」に脅かされながら緊張を続けているのですから、相当に体力を消耗しているはずです。自力では回復できなくなっているでしょうから、そこを少しでも後押ししようというのが、柴胡桂枝乾姜湯です。

この二つを基本にしながら、「カゼをひきやすい」とか「右脇腹の圧痛」などの他の枝葉を少しずつ解決すればいいのだろうと、大体の方向を決めました。

たいていの場合は、漢方薬は一つずつ効くかどうか試すのですが、松崎さんの場合には次に来院できる日が、ずっと先になってしまいそうでした。当帰芍薬散と柴胡桂枝乾姜湯はきっと効くだろうと思いましたし、有効な薬はなるべく早くのみ始めた方がいいと思い、みんないっぺんに渡して効果をみることにしました。

松崎さんが、たとえ診察中は緊張で頭の中がパニック状態であったにしても、ちゃんとわかりやすいメモにして渡しておけば、あとで我にかえって冷静になれば、自分の頭で判断する能力はあるだろうと考えたのです。

基本として当帰芍薬散と柴胡桂枝乾姜湯の二種類を一日三回。

これに「もしカゼをひくという予感がしたら、麻黄附子細辛湯を一服。右脇腹が痛んだら梔子《シシ》柏《ハク》皮《ヒ》湯《トウ》を一服」加えるということにして、頓服でのめるように六回分ずつ渡しました。

●出てくる出てくる疑問と不満

松崎さんを最初に診察した日の夕方、私はドッと疲れているのに気がつきました。松崎さんの病歴、学歴、職歴などをいろいろ考えながら聞いていて、私も診察中ずっと緊張しっ放しだったようです。パニックにならないだけずっとマシですが、よほど気合いが入っていたのでしょう。

こんな時、サラサラサラッと患者さんを流せる医者は、楽でいいだろうなあと思ったりします。でも、それはそれで私にはできない仕事で、もしそうしなければならない状況になると、とても疲れて血圧が上がり、必ず身体に影響がでるのです。ですから、ゆっくりペースを守るしかないのです。

松崎さんが二回目に来院したのは、一か月ほどたってからでした。二回目になっていてもやはり緊張してドキドキしているとのことでした。

「おかげさまで、とても体調がよくなりました。疲れなくなりましたし、楽しく図に乗って動いても、午後も大丈夫でした。今までは調子に乗ると、あとで必ずダウンしていました。はじめからセーブして動いていると、いつも不完全燃焼みたいな気分だったのです。自分で満足のいくペースで動いたことは、今までなかったんです。とても不思議です」

予想は的中しましたので、私としては「ヘッヘッヘッ」という気分です。ところがこれで油断すると大間違い。一回目に難しい病歴をきいてしまっていましたから、もうあまり大変なことはないだろうと考えていたら、案外そうでもありませんでした。

二回目もかなりの時間と労力を要しました。松崎さんは一回目に緊張しながらも、かなりたくさんの疑問点を出していました。ある程度丁寧に答えたつもりでしたが、そこから出発して、また別の疑問を生じたらしいのです。

きっと、長年の疑問の積み重ねは、一回や二回では解消しないのでしょう。質問があとからあとから途切れずに出てくるのです。ちゃんと論理的に、医学的に正確な回答をすると、松崎さんは理解して納得するのですが、時々とても初歩的なことがわかっていなかったりします。そこから解きほぐすのは、私にとって案外楽しい作業でした。

午後の一番ヒマな時間の来院でしたから、こちらとしては助かったのだと思います。後の患者さんを気にする必要がなく、同窓会でもするつもりで、かなり楽しくしゃべりまくりました。

最初に出てきたのは、薬に対する疑問と不満でした。

松崎さんはそれまで診察を受けるたびに、極端に血圧が高くなっていました。動悸がして不安になると同時に、頭の中が真っ白になって考えがまとまらなくなり、要するに「パニック」的になっていました。

そのために、降圧剤が処方されていましたが、のめば血圧が下がり過ぎてたちくらみがしたり、足が思うようにもち上がらず、ほんの少しの段差につっかかったりして、日常の生活にけっこう支障がでていました。

かといって、のまないでいれば診察の際には血圧がメチャクチャに高くなり、「降圧剤をきちんとのまないと判断できない」といわれます。「緊張のせいです」と抗議しても、取り合ってもらえません。

「降圧剤を減らすか、やめるかしてほしい」というのが松崎さんのいい分でした。

そうはいっても、緊張の仕方がハンパでないのはやはりわかりますから、精神安定剤が処方されていましたが、これについても松崎さんは「できればのみたくない」と思っていました。それを一度は口にしたことがありましたが、その時は実にすげなく扱われ、ほとんど説明もないまま、変更はされませんでした。

「うつ病ではないのに、抗うつ剤をなぜのまなければならないのか」というのも松崎さんにとって、大きな疑問と不満でした。

抗うつ剤が処方されていたのは、「パニック障害」と診断されていたからだと考えられます。パニック障害に対して、抗うつ剤（多くはＳＳＲＩといわれる薬剤）が効く場合が多いと、精神科関連の本にはごくふつうに書かれています。これを基準にして、抗うつ剤が処方されていたのでしょう。

「うつ病」で処方されていたわけではありませんが、その説明はありませんでしたし、効いているなら継続し、効いていないなら変更するというのが、本来の治療方法です。

実際には、松崎さんは「効いていたとは思えない」という感覚を抱いたまま、ＳＳＲＩをずっとのみ続けていましたので、とても不満だったのです。

こういう「なぜこの薬が処方されているのか」という医師からみた薬の説明は、松崎さんには初めてのことでした。それまでは、インターネットでひいて自分なりに考えるだけでしたし、気になったことを主治医に勇気を出して質問してみたこともありました。そんな時に、険しい表情だけでろくに説明してもらえなかった苦い経験もありましたから、ますます緊張してしまうのです。

そんなこんなで血圧に関する内科の診察だけでも、とても大変だったのでしょう。患者であるという立場は、本当に大変なものだとつくづく思います。

◉向精神薬をのみたがらない背景には

二回目はこんな内容のことでほとんどの時間を費しました。本来的な漢方薬の効果については、「疲れなくなってとても楽になった」ことと、カゼっぽい時の麻黄附子細辛湯が「非常によく効いた」ので満点に近いのですが、松崎さんにとっては、それ以外の積年の恨みのようなものが噴出してしまったのでしょう。日々の診療の中では、こんなことはいくらでもあります。

もう一つ追加した梔子柏皮湯は、のむ必要がなかったようです。体調が良くなってきたら、痛みはほとんど気にならなくなったということのようです。

血圧は測りましたが、少し高いくらい。降圧剤をのむかどうかは、松崎さんの判断に任せました。薬が不足しそうになったら、その時点で必要な量を足すということにしました。

ふつうに考えると薬が効いたかどうかが、診療の主たる内容になるのでしょうが、松崎さんに関しては、それまでの薬の解説に主要に時間を割く必要があったようです。それくらい、それまでの治療に疑問や不満がたまっていたということになるのでしょう。

三回目の来院までは一か月ほど開いていました。

「劇的によくなってしまって、もう解決しなくてもいいくらい」

というのが、その時の感想です。

主として精神安定剤の解説に時間を使いました。血圧は質問を気楽にできるようになって、下がってしまったそうです。

松崎さんは始めから「精神安定剤を使わないで緊張がとれないものか」と要望していました。これもたくさんの患者さんが訴えることです。

患者さんが向神経薬をのみたがらない背景には、二通りの傾向があるようです。

一つは「気力で治すべきもので、薬に頼るべきではない」という考え方。

もう一つは「向神経薬はこわい。習慣性、依存性がある。のみ始めると量が減らない」という根強いイメージ。

この傾向には様々なバリエーションが見られますが、薬全般に対する偏見、無理解が、日本人全体にますます広がっているように思います。こうした不安を取り除くためには、丁寧な説明が必要なのですが、正確であればいいというだけではありません。

一番多いのは、お互いの前提条件からの食い違いで、そこに医者も患者さんも気がつかずに、誤解の溝を深めているようです。誤解の上に丁寧な説明を積み重ねても、全部無駄なのですが、その点の説明は簡単ではありませんから、別の項で説明しようと思います。

松崎さんに対しては、精神安定剤の効果が出るまでにかかる時間、効果が持続する時間、習慣性、耐性、依存性（それぞれのことばの微妙な違い）、個人差、眠剤と精神安定剤のちがい、抗不安薬という呼び方の意味などを、質問に対して片っ端から薬の解説の本を見せて説明しました。この程度の大体のことはインターネット上にも、出ていると思うのですが、ただ読むだけでは理解しにくいのでしょう。

質問に対する説明を全部済ませてから、具体的に精神安定剤の中身を検討し、使いながら効き方をよく観察することにしました。結果としては、精神安定剤がすぐに大幅に減ったわけではありません。徐々に減っていって、松崎さんが自分の考えでのんだり、のまなかったりできるようになりました。

結局、松崎さんは当帰芍薬散と柴胡桂枝乾姜湯と麻黄附子細辛湯でほとんど困らなくなっています。精神安定剤も適当に使っています。たぶん、安心して精神安定剤を使えるようになって、全体が楽になったのでしょう。仕事の行動範囲と自由に使える時間は、比較にならないくらい広がりました。

「もっと早い時期に松崎さんに会えていたら、ずっとたくさんの仕事が出来ただろうに」とは思います。

でも、それはそれ。仕方がありません。松崎さんが、早い時期から元気だったら、私など手の届かないような偉ーーい人になっていたのかもしれません。考えても答えは出てきませんが。

ケース5　咳と痒みと汗とほてりに悩まされ　黒川　房江さん（五三歳・介護施設勤務）

黒川さんは、いかにも穏やかな表情で笑います。笑うと両側の頬に小さなえくぼができ、年齢よりずっと若く見えます。

来院したのは、困った症状がダブルで治らなくなったからです。

二年前の五〇歳の時に生理が終わりました。閉経の頃ののぼせやホットフラッシュなどはあまりなく、入浴の介助をする当番の時に気にしないですむので、かえって楽になったと思っていました。ただ、汗はたくさんかくようになって、入浴の介助や身体の重い人を介助する時に以前より汗だくになり、暑くない季節でも困ります。汗をふきふき働いていると、気の毒がられることも時々ありますが、黒川さんにとっては、それより流れる汗が目に入ってしみる方が、ずっと深刻に困ります。

黒川さんの困っているのは発汗ではなく、頑固に続いているジンマシンと三か月以上止まらないままの咳です。それに加えて「主婦湿疹」と皮膚科で診断された手の指先、掌にできる水疱もあるのですが、これは皮膚科でずっと治療していて、ある程度以上には治らないので、諦めています。

頑固なジンマシンは閉経後一年ほどして、手の湿疹を掻いていたら、その周りの皮膚が固く盛り上がるようになって始まりました。

皮膚科では「ジンマシンですね」と抗アレルギー剤が処方されましたが、ある程度効いていたのは初めのうちで、二か月もすると、薬をのんでもほとんど消えず、痒みが強いので掻いていると、周りにどんどん広がり、三か月もしないうちに身体中のあちこちに出るようになりました。顔にはあまり出ませんでしたが、手が届くところ、腕や太腿、すね、お腹や背中などには出たり消えたりを繰り返し、中心部が赤く固くなり、固定して消えにくいものも出てきました。


もう一つの悩みは咳で、カゼの咳がずっと止まらなくなり、二、三か月たっても夜中や昼間の仕事中にも続きました。いつもかかっている内科で抗生物質や咳を止める薬をもらいましたが、時々はおさまりますが、出始めると薬をのんでいても、えんえんと続きます。抗生物質を時々変えてくれるのですが、あまり変わりがありません。

黒川さんはお年寄りに直接手を触れる仕事ですから、手の湿疹や目に付くところに赤く出ているジンマシンのようなものは、敬遠されます。おまけに咳はマスクをしていても防ぎきれませんから、肩身の狭い思いで働いています。早く治そうと内科や皮膚科に通院しているのに、泣きたい思いです。

黒川さんに私のクリニックを勧めたのは、訪問看護ステーションの看護師でした。

「汗だくになるのって、更年期の症状なんですって。婦人科に行くより益田先生のところに行ってみたら？　知りあいで大変だった人が、漢方薬で治ったたっていってたし。いろんな漢方薬を試してみるのも手なんじゃない？」

黒川さんが勤務のない日を利用して来院したのは、立春をすぎた日でしたから、まだ風は冷たいので、待合い室はしっかり暖房されていました。私はその暖かさがとても苦手です。診察室から首だけ出して患者さんを呼び入れていました。

患者さんは全部予約になっていますから、黒川さんはそんなに長く待たなかったはずなのですが、汗をふきふき診察室に入って来ました。

私は黒川さんほどではありませんが、更年期が過ぎてからは、暖房の熱気の中にしばらくいると、首から上が異様に熱を吸収したようにほてってしまい、あらかじめ相当に薄着にしておかないと、頭までボーッとしてきて実に不快になります。そんな関係で、診察室は二〇度を越えないようにエアコンは使わず、患者さんの足元用に小さな温風ヒーターをつけ、寒いと感じると時々隣の処置室との間を開けて、「もらい暖房」をしてしのいでいます。

黒川さんは色白なのに頰はほてって赤くなり、問診の間も何回も汗をふいていました。初対面なのに、しゃべりながら汗をふかなければならないのは、気になるだろうなあと思いました。以前に全く同じような症状の人がいましたので、驚きませんでしたが、事情を聞くとやはり同情しました。

●咳、タンの出かたをよくみなければ

迷う問題でもないので、おなかを触らせてもらいました。顔も色白でしたが、おなかも軟かく白く、下腹がとくにフワーッと膨らんでいます。こういうおなかを見ると、いつも、長野の先生が話されたことを、思い出します。とてもわかりやすいたとえでした。

一〇年くらい前に長野の研究会にお邪魔した時に、「防已黄耆湯と防風通聖散《ボウフウツウショウサン》の腹証のちがいを、私はこう習った」と年配の先生が教えて下さいました。「仰臥位でみると防已黄耆湯はおなかの脂肪が柔らかく、つきたてのお餅のようにフワーッと横に広がり、脇腹からはみ出る如くなる。それに対して防風通聖散のおなかは弾力があって横に垂れない。上に力強く盛り上がるのです」。この説明は光景が目に浮かぶようで説得力があり、漢方薬のセミナーなどで腹証の説明をする時に重宝しています。その後、ピッタリな患者さんにたくさん出会っています。

黒川さんのおなかは、その通りでした。

そこで当然防已黄耆湯を使うことにしました。そして、更年期ですし、おなかは軟かいし、というわけで防已黄耆湯と当帰芍薬散をいっしょにのんでもらうことにしました。

咳は目の前では出ませんでしたが、のどに何かがひっかかった感じだったり、のどが乾いてイガイガしたりして、咳こみだすとしばらく止まりにくくなるという出かたです。その咳の時に、タンが出るのか出ないのか質問しても、はっきりしません。

ということは、たぶんタンはあまり出ないのでしょう。漢方薬を使う場合には、咳の出かたを細かく観察して、薬を使い分けます。タンの出かた、タンの色、ネバッとしているかどうかで、薬が異なるのです。

残念ながら、大多数の医師は西洋医学的な治療法しか知りませんから、咳が続く場合には、咳止め、タンを減らす薬、喘鳴《ぜいめい》があるなら気管支拡張剤くらいを組み合わせて、使うだけです。長く続くと細菌感染があるだろうと想定して、抗生物質を出し、アレルギーが関与しているかと考えると抗アレルギー剤を投与するという方法を取ります。

こう書き出してみると、五、六種類の薬剤の組み合わせで、メーカーの違いがあるだけで、どの咳に対しても同じ対処のしかたです。必要がないので細かい観察はしないまま、咳に対しては、画一的な治療しかできません。

「咳がでますか。タンは？」

このくらいの問診で、どんなに経験を積んだ医師でも、西洋医学的治療をしている限り、咳をさっさと止める手立てを持っていないのです。

ですから、医師は漢方薬が使えるようになるまでは、「止まらない咳は止めようがない。本当に咳を止めると、息の根が止まる」と考えているもので、患者さんがいろいろ言うと、苦しまぎれに（あるいはそう信じて）抗生物質の種類を取り替えたり、リンコデ（リン酸コデイン……すごく苦い、即座に便秘になる）を使ったりするのです。

黒川さんの場合、タンのことがよくわからないということは、たぶんタンがあまり出なかったからと、そういう質問をされたことがなかったからでしょう。たくさん出れば、色にも気がつきますし、血液などが混じれば、それこそ大騒ぎです。

気温の変化が激しい時や、スギ花粉症の季節などに、アレルギー体質の人たちに咳が続くことがよくあります。タンのことなどはよくわからなくても、麻杏甘石湯と麦門冬湯をいっしょにして頓服でのむと、たいていのものは止まります。これについてはII章で触れています。

黒川さんにも、その組み合わせで、頓服でのめるように処方しました。

◉待ってみるのもいいこと

防已黄耆湯と当帰芍薬散を二週間分のんで、黒川さんは来院しました。汗はある程度減って、どうしようもない程ではなくなりましたが、目だった変化は、面白いことに、からだが楽になり、日中に居眠りをしなくなったことでした。

それまでは、ちょっと座って記録を書こうとすると、すぐに居眠りが出ていました。ハッと気がついて、キョロキョロ周りを見回すと同僚と目があって、ニヤッとされた恥かしい経験が何回もあったそうです。

「からだの調子がとてもよくなったのが、実感できます。まだ汗は出ますが、このままでも我慢はできますから、もう少し続けてのんでみたいと思います。咳は一回のむと、半日は出なくなりますので、仕事中困らなくなりました。不思議なくらいよく効きます」

そういわれても、効き方は不完全な感じがしたのですが、黒川さんはこのままでいいと主張します。居眠りが出なくなったというのは、体調がよくなったのでしょうし、そのまましばらく続けてみることにしました。

待ってみるというのは、いいことなのでしょう。次の二週間で汗の出かたがずっと減って、ジンマシンが減り始めました。手の湿疹はそのままだったのですが、痒みがすこし減り、掻かなくなった分、お腹や背中などは出なくなりました。

「のみ始めてまだ一か月ですけど、皮膚科でもらっている強い薬をあまり塗らないで済むようになりました。腕なんかは掻かなくなったので、ジンマシンが減って固いしこりが、少なくなってきましたから、だんだんよくなっていく希望が出てきました」

それならいいんだろうかと、当帰芍薬散と防已黄耆湯の二つでしばらく続けることにしました。咳は薬をのめば止まるということがわかり、麦門冬湯と麻杏甘石湯を使うのは、一日に一回か二回ですむようになっていました。

◉自力で元に戻れなくなってた

一か月ほどは無事にすぎましたが、少し疲れた表情で黒川さんが来院しました。

連休に一家揃って東京ディズニーランドに遊びに行き、ホテルに一泊してきたのだそうです。

「以前に一回だけ行ったことがありました。結婚してすぐ、まだ子どもが生まれる前で、もう二〇年ぶりだったんです。子どもたちがとても喜んで、夜もホテルで興奮していましたし、帰りの電車の中でもその話ばかりでした。家族一緒で本当に楽しかったんですけど、帰ってきたらドッと疲れて、休み明けに仕事に行ったら、足が重くて重くて、こんなに疲れるとは思ってもいませんでした」

幸いにして、疲れたこと以外には、皮膚症状は悪化していませんでしたし、咳もほとんど出なくなっていました。まあまあです。

ふつうの治療法ですと、ここまででも十分によくなっていると考えるのでしょうが、黒川さんの疲れた顔をみていて、

「ああ、この人は疲れがたまってるんだ。からだが自力で元に戻れなくなってるんだ」

と気がつきました。

最初の時の無惨な皮膚の症状や、咳の話に惑わされて、もっと前の病気の経過や全体像をよく検討しないまま、治療を続けていたことに気がつきました。

黒川さんは、閉経後にたくさんの症状が目立って出ていましたが、きっともっと前から大変だったに違いないのです。

「すごく疲れるようになったのは、この二、三年です。仕事を本格的にするようになりましたし、今の施設で介護職で働いている人は、資格をとったばかりの若い人が多いんです。けっこう入れかわりがありますが、なかなか定着しないといっても、若ければずっと動けますから、私が負けまいと頑張っても、負けてしまいます」

黒川さんには子どもが三人います。一人が大学に入って、真ん中の子が大学受験生です。みんな育ち盛りですから、食べる量にしてもハンパではありません。でも一番大変だったのは、更年期の前の四〇代の頃だったそうです。

「食費がたいへんでした。一〇キロのお米がすぐなくなります。三人分お弁当を作ってましたから、朝から一升だきのお釜で炊いていました。パンは高くつくのでお米中心でした。食パンを買っておいても、夕食の前に一人で一斤食べちゃうんですから。次の日のつもりでいても、夜食にしちゃいます。それに肉ばかり食べるでしょ。キロ単位で買っていました。毎日食べさせるだけで、本当に手一杯でしたね」

「パートで働き始めたのが、五年前です。今の仕事を週三回、半日から始めました。ずっと子育てに追われてましたから、仕事がきついとは思いませんでした。お給料がもらえた時はとても嬉しくて、ずっと働こうと思いました」

ちょっと話のきっかけを作ったら、黒川さんはニコニコ笑み崩れるようにして、話してくれました。人の好いお母さんの顔になって。


やっぱり、ずっと疲れ果ててたんだなと、聞きながら思いました。

「子どもも、お年寄りも、人の世話をするのは好きです。この頃は力仕事が少し苦手ですけど」

うーん、いい人なんだな。だから、自分が疲れてるのに気がつかないんだ。

という展開で、柴胡桂枝乾姜湯を当帰芍薬散と防已黄耆湯に追加して、のんでもらいました。

これは、ちゃんと正解でした。

◉この差はいったいなんだろう

最近は、六月に三〇度を超す日が出るほど、異常気象が当り前になっています。カーッと暑い日まであったのに、黒川さんは大丈夫でした。

「昨年までは、暑い日に汗でバテていたんですけど、今年はまだシャンとしています。これから梅雨に入る頃が、とても苦手なんですけど、汗が少なくなりましたし、それに、夕方、家に着いてからバタバタ支度をしていると、時々キレて怒鳴っていました。それが、あまり怒鳴らなくなったと子どもに言われました。楽になったんだと思います」

こういう漢方薬を使った治し方は、うまくいくとウソのように良くなって、実に気持ちがいいものです。

黒川さんはその後は順調に良くなっていきました。防已黄耆湯と当帰芍薬散だけでは、汗の止まり方が「イマイチ」だったのですが、柴胡桂枝乾姜湯を加えてみたら、顔にボタボタ出ることがなくなったのです。

防已黄耆湯は、「効能又は効果」の項に、多汗症とか浮腫とかあるのですが、最初の頃に黒川さんに当帰芍薬散と一緒に使った時は、汗がひっこまなかったのです。おまけに、私のクリニックに「汗かきが大変で」と訪れる人に使って、それこそ劇的に汗がおさまる人がたくさんいるのです。

それなのに、黒川さんにはちゃんと効かなかった。柴胡桂枝乾姜湯を加えたら、とたんに汗がちゃんとひっこんだのです。この差は一体なんなんでしょう。

結論として考えつくのは、やっぱり「疲れ果ててる」、そこを押さえないと全体が解決しなかったということです。「疲れ果ててる」だから柴胡桂枝乾姜湯が必要ということだったのでしょうね。

こういうことをツラツラと書きならべているうちに、黒川さんの状態は思いがけない方向に、良くなっていきました。

柴胡桂枝乾姜湯が加わったら、一か月くらいして、あれだけしつこかったのに、ジンマシンが出なくなっていました。痒みも減って掻き壊さなくなり、「主婦湿疹」と診断されていた手の湿疹の状態がよくなり始めました。

黒川さんは仕事柄、ふつうの主婦に比べて数倍も水を使います。手入れをこまめにしても追いつかないので、仕事にさしつかえないように、ステロイド軟膏（副腎皮質ホルモンの入った軟膏）を使っていました。ステロイド軟膏を使っているうちに、指の皮膚が薄くなり、力を入れると、割れて血がにじんできていました。

それでも、ある程度以上に悪くしないために、ステロイド軟膏を使わずにはいられなかったのですが、柴胡桂枝乾姜湯も一緒にのむようになったら、以前のような保湿をしたり、手袋をして寝たりという手入れだけで、皮膚が割れなくなり、正常に近くなってきました。

半年ほどかかりましたが、ステロイド軟膏をつかわないでも、「なんとかまあまあ」くらいになったのです。

　結局、柴胡桂枝乾姜湯と当帰芍薬散と防已黄耆湯という組み合わせで、更年期の汗だくと頑固に治らなかった皮膚の症状が治ったのですが、黒川さんはまだ漢方薬をのみ続けています。これで「メデタシメデタシ」とはいかないらしく、介護福祉司の資格を取るために、更なる挑戦を始めているのです。

　夜になると、大学受験の二番目の男の子と、机を並べて勉強をしています。昼間は介護施設の仕事をしているのですから、すごい努力です。眠くなるでしょうに。たくさんの講習を受け、模擬試験を受け、現在進行形です。本当に根性の人です。

　というわけで、黒川さんは疲れる毎日を続けています。肩や腰、背中、あちこちにシップを貼りめぐらして。それでも穏やかな笑顔なんです。

「この人ってなんなんだろう」と時々考えてしまいます。

V

芎帰調血飲の効く人たち

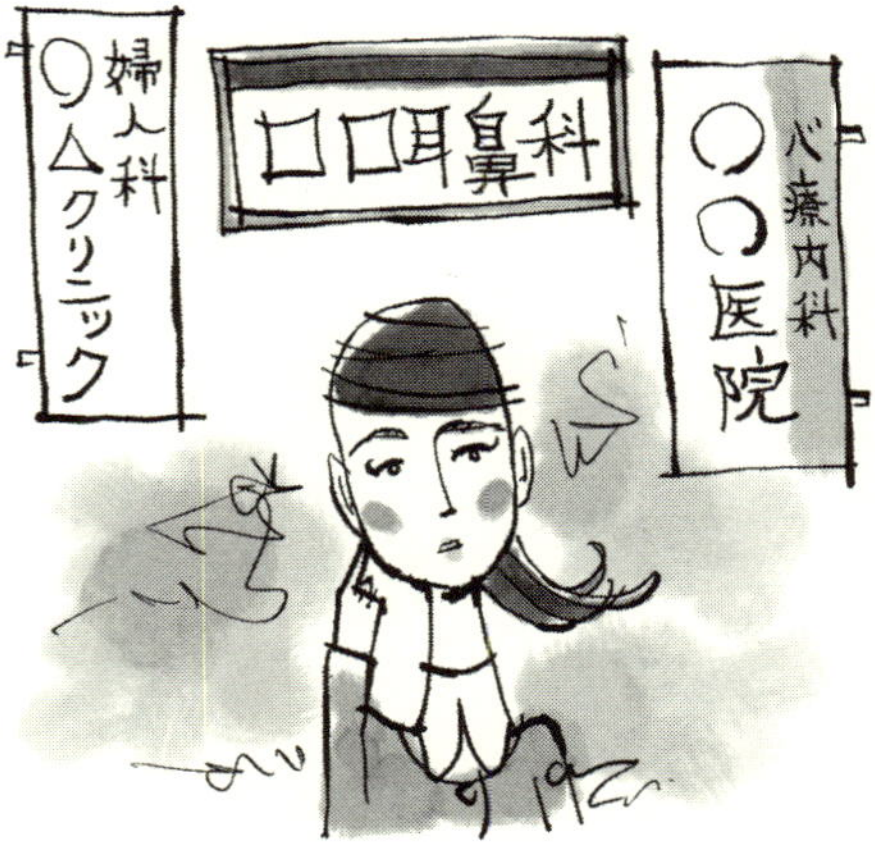

婦人科系統の症状に使われる芎帰調血飲は、あまり知られていない薬である。漢方薬の大手メーカーのツムラが扱っていないから、漢方薬をエキス剤で使い始めようと医師が考えた時に、最初の選択からはずれてしまう。私自身が自在に使えるようになってからも、まだ一五年たっていない。

堺の太虎堂という小さなメーカーが製造し、健康保険ではカネボウからクラシエが引き継いで、エキス剤の形で販売しているだけなので、漢方薬の本を読んでいても、ほとんど登場したことがない。

ところが、わがクリニックではずい分たくさんの人たちが、からだの基礎に用いる漢方薬として、毎日のんでいる。実際に使ってみて、丁寧に効果をたしかめてみると、他の薬では効かなかったのに突然効果が見られる患者さんが意外にたくさんおられ、「正解はこれでした。全部解決しました」という結末になる。そして、それ以後その患者さんにとっては、絶対的に必要な薬ということになる。

この「劇的・漢方薬」シリーズの中では、『女性に劇的、漢方薬②』でかなりのスペースをあててかいた。それを出版したのが二〇〇三年だから、もうすでに八年たった。その頃はカネボウが倒産の危機で、再生機構の管理になっていて、営業の人がどんどん減って手薄になり、薬の問い合わせもろくにできないし、全くの手探り状態で、一人一人の患者さんに使って確かめるしかなかった。

それでも効果に特徴があり、だんだん使い慣れて、わがクリニックでの治療のためには欠くことのできない薬になっている。

芎帰調血飲を実際にのんでもらう時の判断の目安は「女性の生理にまつわって困ること」から始まる。他の女性専門漢方薬とちがって、生理不順、月経困難、不妊、更年期というくくり方ができない。でも、患者さんは長期間にわたって生理の時の解決の難しい、わかりにくい問題で悩んでいる。この悩みを丁寧に解くしかない。

「困ること」の内容が、他人には理解しにくいということも、特徴がある。たぶん、簡単なことばでは表現できない。いくつかの単語の組み合わせくらいでは表現が不可能なので、患者さんはずっと大変で困っているのに相談しても理解されず、漢方薬にしても他の薬を処方されたのでは、全然効かない。

診断のポイントは、生理の前に症状がおこり、生理になるとおさまってしまうことにある。「月経前緊張症」という医学的症状にあてはまるが、そういう大雑把なとらえ方で患者さんに質問しても、的確な答えは得られない。

芎帰調血飲の必要な人たちの生理の前の重要な症状として、精神状態がおかしくなるのがあげられる。排卵があって二週間ほどすると、生理が始まる。この時期に長い人ならまるまる、短い人で一週間くらい、自分で制御できないような精神的ないらだち、気分の落ち込みがある。怒りっぽくなり、ちょっとしたことで周囲に八つ当たりする。本人は自分のしていることがよくわかるのだが、自分でとめられない。

この状態はかなり激しい場合があり、精神科で正式な病名がつけられている人までいる。ふつうの精神疾患とのちがいは、この症状が生理が始まるやいなや、ピタッと消えてしまうことにある。

もう一つの特徴のある症状は、一種の「めまいのようなもの」である。めまいとはいえない。自分の目の前の一メートルくらいが見えにくい。見えるけれど焦点を合わせにくい。モザイクをかけられたような不透明な球体（?）が目の前に出てきて、足元がおぼつかなくなる。階段を踏みはずす人もいるし、外に出られなくなる人もある。

これも、相手に理解してもらうのがとても難しい。その変なものは生理になると消える。患者さんは「めまい」、「たちくらみ」というような理解をしていて、訴えないことの方が多い。だから、芎帰調血飲をのみ始めてその症状が消えると、気分がとても楽になるらしく、口を開き始める。『女性に劇的、漢方薬②』に登場した人の症状を読んで、「これ、私と同じです」と報告してくれた方がある。

こういう説明はいくら長々としていても、なかなかラチがあかない。実際の女性たちに登場してもらうのが、早いと思う。

ケース1　すぐに「カリカリ」くるのは性格のせい？

原口麻里子さん（五六歳・料理教室主宰）

原口さんとは二〇年来のつきあいです。身長が一五八センチで四四キロですから、やせて細身です。年齢の割に可愛らしい印象の服装が似合うのですが、それほど「かわい子ブリッ子」でもなく、いつも適度に洗練されています。その印象にだまされて、長いつきあいなのに、年齢が実感できません。やたら若く見えるのです。

こういう人が東京近郊では多くなっているのでしょうが、私のまわりは割に泥臭い人が多く、毎日の仕事でつきあう患者さんにしても、二〇年たてばそれなりに一緒に年をとって、いつの間にか流行と関係のないいでたちになっていますし、アジア人特有のコロッとした体型の人がほとんどです。そんな中で、原口さんはいつまでも美しさを保っている珍らしい人ということになります。

二〇年来といっても、高血圧などの慢性の病気があるわけではありませんし、特別に身体が弱いわけでもありません。時々、世の中で何かが起きると、青くなって飛んできたり、心配事ができると私の専門外のことであっても、とりあえず相談に来て確かめる、そんなつきあいです。

特徴としては、少し神経の細い、手間をかける必要が時々生じる人という印象でした。心配のあまり、待っている間に涙を溜めていたりもしますから、待合室をのぞく時に顔を確かめて、安否を確認しておく必要がある、そんな人でした。

それが、ついこの前までで、この三年ほどコロッと変わってしまっています。その変わり方が、芎帰調血飲にまつわる話です。

ことの発端は、四年ほど前からの「のどの違和感」でした。

「甲状腺のあたりがとても気になります。『のどにつっかえる感じ』がその時によって変わるのです。何年か前に同じ感じになったことがあって、耳鼻科の先生に相談したら、結局異常はなかったのですが、延々と検査、検査でとても大変でした。その時は全部終わるまでずっと心配し続けていましたから、小さなハゲまでできたくらいです。また同じなんですけど、耳鼻科に行かなければダメでしょうか」

こういう質問って、卑怯なんですよね。もう目の前に座っているのに、「ダメでしょうか」なんて、目をウルウルさせていたりして。私は女なんですから、その手には乗らないはずなんですが、結局乗せられちゃうんですね。

こういうやりとりを、原口さんとはずっとしてきたような記憶があります。要するに、まともな内科の相談より、周辺の少し面倒臭い、本人としてはすがるところがない、でも、死なない程度とはいえ苦痛で困るというような相談がほとんどだったように思います。

カルテを繰ってみると、ほとんどが膀胱炎です。というより、もっと前は「カンジダ膣炎をなんとかしてほしい」という相談でした。

ことの順番でいうと、疲労が重なったり、寒かったりすると、よく膀胱炎になっていました。泌尿器科に行って抗生物質をのみ始めると、膀胱炎はよくなっても、カンジダ膣炎を起こして、仕方なく婦人科にかかり、婦人科の診察はいやだし、一回で終わればいいけど、治りが悪くてずっと気分が悪いし、誰にもいえない苦労です。

私は婦人科ではありませんし、幸いなことに、そういう問題を起こしたことはありません。ですから、実際の患者さんの側の苦痛については、頭では大体わかっていても、本当はわかっていません。それでも絶対に婦人科の患者にはならないだろうと、妙に確信があります。

でも、医者でない一般の人たちは、いろいろな心配事を抱えて、あっちにウロウロ、こっちにウロウロするわけですから、やはり大変ですね。

などと同情して少し甘い顔をすると、原口さんのように専門外のことばかり持ち込んで、泣き落としをかけてくる患者さんが、他にもたくさんいるのです。それでも専門外のことをなんとか考えて、いろいろ治療してみているうちに解決し、それが体験としてこちらの身につくのですが、こういう何科かわからない相談事が、漢方薬を使っているとますます増えていくようです。
原口さんとの二〇年というとそんな関係です。

◉抗生物質は医者も患者もちょっと考えて

さて、原口さんのように、抗生物質をのむとカンジダ膣炎を起こす人はずい分たくさんいるようです。あまり体力のない人たち、当帰芍薬散の効くような人たちから、この話を聞く頻度は高いように思います。おまけに、膀胱炎の症状は続いているのに、検尿をしてみると、尿に細菌も白血球もほとんど見られない場合が多いのです。

それでも症状は続いていますから、延々と抗生物質が投与されていて、「胃が悪くなる」「下痢するから困る」「カンジダ膣炎になるから困る」という話になるのです。

抗生物質を処方された分を、不平をいいつつ全部のんでしまう患者さんの方にも「?」をつけたくなりますが、延々と平気で抗生物質を出し続ける医者の方も、もう一寸考えればいいのにと思います。どちらが悪いかというと、医者の方なんでしょうね。

だから、たしかに患者であるというのは大変ですね。少し賢くなって対策を考える必要がありそうです。原口さんにしても、真面目で融通の効かないタイプの患者さんが多いように思いますし、その上に、日本では医者や看護師や薬剤師が脅し過ぎる傾向があると思います。脅かしておいた方が、医療側からみればやりやすいからです。

さて、そこで対策。

第一、抗生物質をのむ日数を二、三日くらいにして、まだ軽い症状が残っていたら、膀胱炎用の漢方薬に切り替えて、楽になるまで続ける。

第二、膀胱炎の軽い症状の時に、すぐに抗生物質をのみ始めれば、二、三日でだいたい峠を越す。それで終わりにする。

第三、ごく軽いうちは抗生物質はのまずに、膀胱炎用の漢方薬だけのんで様子をみる。症状が悪化しなかったら、そのまま漢方薬だけ続け、逃げ込む。

このくらいの対策をとって、自己防衛した方がいいと思うのですよ。抗生物質はのまなかった分をためておいて、そういう時に使えばいい。

私がこういう説明をすると、原口さんその他大勢の人々は口々に反論します。

「『薬はだされただけ全部のみ切るように。途中で勝手に止めると治りきらない』と薬局でいわれました」

「『膀胱炎だったら抗生物質で治る。漢方薬はわからない』と医者にいわれました」

「次になりそうな時のために、『余分に抗生物質が欲しい』と頼んだら、『それは健康保険ではできない』と言下に断られました」

こんな調子です。なかなかムズラカシイ問題です。

たぶん、あまり融通のきかない患者さんと、頭の固い融通のきかない医者との組み合わせでは、なかなか解決しないのでしょう。

それにしても、原口さんはかなり頻繁に膀胱炎になっていました。はじめはカンジダ膣炎の治療のために、抗真菌剤を使うにはどうするか考えたりしましたが、そんな面倒なことより、抵抗力をつけた方がいいという当り前の結論になり、本格的に当帰芍薬散をしばらくのんでもらったり、柴胡桂枝乾姜湯をのんでもらったりして試してみました。

その結果として、柴胡桂枝乾姜湯をのんでいるのが、一番調子が良いということがわかりました、膀胱炎の治りもいいし、ついでに「カゼをひかなくなった」と原口さんの報告がありました。

たしかに、最初の頃に「カゼをよくひく」という訴えもあったのですが、カゼの度に抗生物質をのんで、膀胱炎と同じようにカンジダ膣炎になったのに懲りて、原口さんはカゼの時にはじっと我慢して治るのを待つ作戦を、取っていたのです。

「そういう時には、外には行かないで暖かくして家にかくれて待ってるんです」

カゼ症状も熱が出なければ、膀胱炎よりはずっとマシで、我慢しやすかったのでしょう。

いずれにせよ、いろいろ大変で面倒臭いものです。

◉「のどの違和感」はどこから

どうせ我慢するにしても、もう少し楽な方がいいだろうと考えて、原口さんに対しては柴胡桂枝乾姜湯を基本的にのむようにして、カゼをひいた時のために麻黄附子細辛湯を頓服で出していました。一〇年以上前からのカルテの中を探してみても、抗生物質は登場しません。その代わりに一年に三回くらい、まとめて清心蓮子飲《セイシンレンシイン》を出しています。

清心蓮子飲というのはあまり体力のない人たちが膀胱炎の症状になった時によく使われる漢方薬で、薬効には残尿感、頻尿、排尿痛などがあげられています。原口さんは抗生物質を使わなくても、膀胱炎のようになっても清心蓮子飲でおさまるようになり、何とかこと足りたらしく、膀胱炎の話もカンジダ膣炎の話もほとんど登場しなくなっていました。

そういう経過の続きが、話の始めに登場する「のどの違和感」です。

年齢は更年期になっていたのですが、まだ更年期特有のカーッと熱くなるとか、のぼせるなどの症状はあまりないようです。生理はまだ不順になっていませんが、「のどに何かがひっかかった感じ」が続いているといいます。

症状はひどい日と楽な日があるようですが、以前よりずっとイライラする日が増えたといいます。こんな訴えを聞いた時、漢方薬を知っていると、たいてい最初に半夏厚朴湯《ハンゲコウボクトウ》を使ってみたくなります。

「のどが塞がった感じ」「胸が塞がった感じ」「胃にちゃんと落ちていかない感じ」というような、のどから胸元、胸にかけて圧迫されるような塞がっているような嫌な感じの表現がある時に使います。

半夏厚朴湯は原口さんによく効いていたようですが、以前よりずっとイラつくといいますので、半夏厚朴湯と一緒にごく軽い精神安定剤をだしていました。こんな時期が一年くらい続きました。

半夏厚朴湯が必要になる状態の時には、よく話を聞いてみると、自分の力ではどうにもならないことに悩んでいる場合がよくあります。自分のことなら諦めるのだけれど、相手のあることだからどうにもならない状態が多いのです。

「父がとても頑固なんです。私のしていることがなんでも気にいらないようです。私が取り合わないでいたら、大きな声で怒鳴りました。その時は私も調子が悪かったので、負けずに大きな声でいい返しました。その喧嘩以来、三か月間、口をきいていません」

一人娘でかわいい顔をしているのに、けっこう気性はきついようです。人はみかけによりません。

「調子の悪い時は、喧嘩っ早くなりますので、なるべく外には行かないようにしているんです。でも、両親は近くにいますし、父と私はしょっちゅう衝突しています。母はいつもハラハラして見ているんですけど。私の性格は誰に似たのかと、よくいわれます」

五二歳にして八〇歳近い父親と大喧嘩というのも、あまりほめられた話ではありません。おまけに性格は似ていないのですから、どういう状況なのでしょう。娘がへこまないからなんでしょうね。

「私は昔はボンヤリした性格の静かな子でした。まぬけな子であまり親に反抗しませんでした。自分では穏やかなタイプのつもりだったんです。父との喧嘩は高校くらいからだと思います」

ずい分前の話が出てきました。ちょっと不思議だったので、細かく聞いてみました。

●生理のたびにカリカリしていた

「最初の生理は他の人より遅くて、高校に入ってからです。その頃からカリカリした性格が出てきたようです。生理の度にカリカリして、親だけでなく誰にでも衝突するようになったと思います。自分でも気がついて、カリカリする時には家にこもって読書に没頭するようにして、人と衝突するのを避けていました。おとなしく家にいるのは生理の時だけですから、親たちも友達も変だと思わなかったのでしょうね」

ずい分不便な話です。生理の時だけだったのか、ふだんは大丈夫だったのでしょうか。

「ふだんは穏やかで文学少女っぽかったんでしょうね。引きこもっている時は、手当たり次第に本を読んでいました。ふつうの高校生よりレベルの高いものを読んでいましたから」

原口さんは聞いたこともない外国の詩人の名前を挙げました。どれ一人として聞いたことがありません。自慢じゃありませんが、私は知らないものは本当に知らないのです。特に文学的なものや、哲学的なもの、あとはたぶん世俗的なものも。かなり浮世離れしているらしいのです。

その点では原口さんといい勝負で、私も育ち方が変なようです。小学校の頃に図書室や自分の家の中の本は、全部読んでしまっていました。

中学、高校の頃は、ピアノの練習と様々な微生物の運動の観察（タンポの中にいくらでもいたミジンコの運動とか）に費やし、あとは時間があると編み物と細かい手芸をしていればおとなしい。学校には毎日通ったけれど、予習復習はしない。授業の場で全部頭に入れてきて終わり。ピアノの練習はとても時間を食うのです。

やはり浮世離れしているのかもしれません。


浮世離れの比較は脱線です。でも、少し常識からはずれていた方が、原口さんを理解しやすかったのかもしれません。

原口さん本人は穏やかなタイプと考えていたのでしょうが、父親とは派手に喧嘩をしています。その話を何ら恥とも感じないで、私に喋っています。おとなしげで可愛い印象と比較して、そういう喧嘩の仕方はすこし不思議な気がしました。無意識の甘えがあるのでしょうか。

私は父を一五歳の時に亡くしていますが、父親といい争った記憶が全くありません。反抗期の前だったからでしょうが、とても可愛がられた記憶ばかりです。幸せな育ち方だったのでしょう。こういう想像をしながら、フッと思いつきました。

「思春期の頃から、生理の時に異様にカリカリして、父親と衝突していたのかもしれない。それがそのまま続いていたとしたら、薬で調整できるかもしれない。芎帰調血飲は効かないかしら」と。


同じ浮世離れ人間でも、私と原口さんとでは反応の仕方が違うようです。

私は少し喧嘩っ早いけど、よほどのこと以外は平然としています。機嫌の好い日、悪い日の落差はあまり大きくありません。

私が反応してカッとなるのは、誰かが侮辱されたのを目撃した時が、最大です。正確に表現しますと、自分以外の人の人権が侵されるのを目撃した時。差別的な表現を平然としているのを耳にした時。

これは、様々な意識に目覚めた学生時代に、未解放部落の問題をはじめに学んだからです。日本と朝鮮との関係、戦時下での人権蹂躙の多種多様な形態。医学を学ぶ前はずっとこの問題ばかりでした。

こんな具合ですから、ちょっとしたことくらいでは、カッと反応しないのです。

「フーン、この人はこういう風に考えるのね。フーン」

というテンポですから、余程興奮しない限り、早口になりません。小さな声でゆっくり話す方が、相手は確実に落ち着きます。

◉劇的に効いた！芎帰調血飲

さて、原口さんのカリカリ。それが生理の前の現象なのか。生理になったらおさまるのか。芎帰調血飲の効く人は、不思議なくらい、生理になるとおさまります。

「たしかに、ふだんは穏やかなタイプと思っていますけど、カリカリしている時は自分で止められません。家族以外の人に対しても、ふだんなら抑えて我慢していることでも、ズケズケいってしまいます。いやがられるのがわかっていても口に出しますから、フルート仲間で集まる時には、病欠にしていました。折角の間柄を壊すのはいやですから。私としては、生理休暇なんですけど、生理の前のことですから、説明に困ります」

やはり生理の前にカリカリしていたようです。思案していても始まりませんので、試しにのんでもらい、その結果で考えることにしました。

劇的効果というのは、こういうのをいうのです！

二週間後、原口さんがニコニコして現れました。

「あの薬はよく効きます。のむとすぐに『シアワセー』って気分になって、とても楽になります。今考えると閉経する前は、生理の前はひどくカリカリしていて、衝突していたようです。芎帰調血飲をのみ始めたら、気持ちがずっと穏やかになって、少しくらいのことは許せるようになったと思います」

閉経後は以前のように激しくイラだつ時はなくなったものの、身体がだるく重くて、まるで「ぬれ雑巾」のような日々が多かったそうです。とくに父親に対しては、話をしているとすぐにカッとして、「売り言葉に買い言葉」になっていたようです。

「一人娘でいつまでたっても甘やかしているんでしょうね。それをいいことに、私もどうでもいいことなのに、いいがかりをつけていたようです。父にとっては、そんなこと痛くも痒くもなかったのでしょうけど」

こうした関係の結果、原口さんは父親と大喧嘩をし、三か月も口をきかないでいたら、ストレスがたまり、のどの違和感にまでなったという経過だったようでした。解決してしまうとあっけないのですが、原口さんのカリカリは、初潮の時から始まり、三五年間ずっと続いていたのです。

自分の性格がねじれていると思いこんだまま、たまたまヒョンなことから解決しましたが、私にしても二〇年来つきあってきて、全然思いつきませんでした。申し訳ないことです。

内科系統の診断、治療は、主治医の頭の中の知識から導き出されるものですから，出発点でちがう方向を考えてしまうと、なかなか正解にたどり着かなくなります。その前提として、主治医の頭の中にその知識がなければ、絶対に出てこないわけです。

やはり、たくさん経験を積んで、患者さんの話す内容をなるべく正確に理解していくしかありません。そして、自分が行っている医療が、ちゃんと正しいところにあるかどうか、絶えず反省したり考え直したりしていることが、必須の条件です。

◉「目に力が入らない」

さて、原口さんは芎帰調血飲をのみ始めたら、様々な症状がどんどん変わってしまいました。と同時に、症状が軽くなって、扱いやすくなりました。いろいろな薬が簡単に効くようになったのです。

緊張をこらえてストレスをためていると、のどの違和感が強くなることはわかりましたが、半夏厚朴湯を使わなくても、精神安定剤の軽いものをちょっとのむと、すぐに楽になることもわかりました。

それと同時に、以前は他に小さな症状があっても、原口さんはみんな我慢の範囲と考えて、数日間辛抱して楽になるのを待っていたということもわかりました。

「カリカリしていた頃は、全部そのせいにして、家の中でじっとしていたんです。お薬で治るなんて考えてもいませんでした。『ねじれた性格の子がよくなるはずがない。この嵐が過ぎるまで待ってよう』って考えていたんです」

数日で嵐が過ぎればいいのですが、長ければとても困ります。ちゃんと聞いてみたら、原口さんは季節の変わり目、四月から五月、六月がずっと苦手でした。長いですね。

「胃が動かなくなります。背中が張ってきて、食欲がなくなります。無理して食べないと体重が減りますし、体力が落ちて、目の神経を集中して使うのが辛くなります。とても苦しい季節です」

そんなこと、何もいわなかったじゃないの！

「疲れる、食欲がない、目に力が入らない」

なんだか落語の三題話みたいな羅列の仕方ですが、「目に力が入らない」という表現にハッとして、補中益気湯をのんでもらおうと気がつきました。

考えてみれば、芎帰調血飲にずっと振り回されてきた人生なのですから、けっこう消耗しているはずなのです。

よくなる時はこんなものなのでしょう。

たくさんのむのは大変かもしれないと思って、補中益気湯は一日に一袋にしました。というより、原口さんにのみ方はまかせました。

それで大成功！

原口さんは補中益気湯を「疲れたなー」ととくに感じる日に、のむことにしたそうです。それがうまくいったらしく、夜のんでみたらちゃんとよく眠れるようになったそうです。図に乗って、原口さんは昼に時々のんだりして、どののみ方がいいか実験しました。

結局、芎帰調血飲は一日に三回、これは絶対に死守するのだそうです。補中益気湯は一回から二回。疲れ具合で決めます。その日のスケジュールと前日の疲れの残り具合で、補中益気湯を二回にしたり、昼寝をしたり、いろいろ。

この頃、原口さんの顔付きがよくなり、「ねじれた性格」などどこかに行っちゃった感があります。もう三年ほどになりますが、まだきちんと規則的にのんでいます。

来院のたびに、コンサートや施設訪問の話が出てきて、原口さんはなかなか華麗です。もっと早く芎帰調血飲に気が付けばよかったのですが、まだ平均寿命まで相当年数がありますから、そこで活躍するということにして、勘弁してもらうしかありません。

ケース2　婦人科、耳鼻科、心療内科…あちこちまわって

相川ちづるさん（四三歳・主婦）

相川さんは丸顔で、中肉中背、これといった特徴のない人です。お子さんが二人。下のお子さんの幼稚園仲間のお母さんから紹介されて来院しました。

特徴がないといっても、初診の際のこみいった話を聞いた後、ちょっと笑った時に、突然とても「人の好い人」を思わせる表情になりました。笑った時に両眉尻が下がるのです。情ない表情というより、その顔のまま話し続けるので、ほのぼのとした気分になってきます。たぶん、内面から出てくる人徳でしょうか。

来院の理由は、主として婦人科の問題です。三〇代後半から生理が不順になり、しばらくして耳鳴りが始まり、聴力が落ちました。その頃から、表現しにくい「めまい」が起きるようになっています。

「めまい」は足元がおぼつかないような、フワッと揺れるような揺れないような変な感覚です。相川さん自身の説明を聞いていても、実体がよく理解できないような変な感じのものです。

比較的わかりにくい症状だったこともあって、相川さんは婦人科、耳鼻咽喉科、心療内科など

にかかって、ずっと治療を受けていました。

婦人科では、年齢より早く生理が終わるのは、更年期が早く来たのと同じで本来は望ましくないからと、漢方薬（当帰芍薬散）が処方され、三年ほど続けていました。当帰芍薬散をのんでいて冷えと肩こりは改善したようでしたから、そのまま続けていましたが、生理は不順なまま、「めまい」のようなものもそのまま変わりませんでした。その後、婦人科では「ホルモン療法」を開始したのですが、かえって身体全体の調子が悪くなったため、相川さんはホルモン療法を諦め、三年ほどで婦人科で治療を受けるのはやめ、定期的な診察を受けるだけにしていました。

婦人科に通院していた頃、「めまい」と耳鳴りについては、耳鼻咽喉科に相談しました。耳鼻咽喉科でのいろいろな検査でほとんど問題はなく、原因はわかりませんでした。

その耳鼻科では「こういう検査で異常はなくて、原因のわからない『耳鳴り』や『めまい』は多いのですが、絶対によく効くという治療法はありませんから、ゆっくり身体が慣れるまで待つしかないのですよ」といわれました。

検査結果に異常がなかったため、相川さんは心療内科にかかりました。

「軽くうつっぽいのかもしれないけど、それほど問題はない」

心療内科ではそういわれ、メイラックスという精神安定剤が処方されました。一日に一錠のんでいましたが、様々な症状に変化はありませんでした。

相川さんのお子さんは二人とも男の子です。下の子が幼稚園の年長のクラスになり、相川さんは幼稚園の役員を引き受けていました。その役員の仲間に、ずっと長く私のクリニックに必要があると来院していた患者さんがいました。二人は家が比較的近かった関係もあり、よく話をするようになったそうです。

その患者さん（Iさん）は、他人の話を親身になってよく聞く人でしたが、ふつうの治療では難しいなと感じると、私のクリニックを受診するように勧めてくることが時々ありました。

半年もたった頃に、Iさんから紹介されたといって、相川さんが来院しました。電車で二駅離れていますから、幼稚園生の母親にとっては、少し行動範囲からはずれている感じです。この年代は相当な問題以外は、あまり遠くの医療機関を利用しません。それでも相談のために来院したということは、相当に困っていたのだろうと思います。

◉腹証とりながら模索する

細かく話を聞いてみたら、年齢のわりにずい分たくさんの婦人科的な問題があることがわかりました。

生理不順というより、生理がめったに来ないのです。間隔が三か月開いたり、半年なかったり、要するに生理がろくにない状態になっていました。婦人科で診察を受けた際に、それほどは大きくはない子宮筋腫が複数あり、卵巣のう種がかなり大きくなっているといわれたそうです。たしかに簡単な婦人科の問題ではありません。

説明のしにくい「めまい」はこの一年くらい前から起こり、その頃から耳が塞がった感じが両側にして、とても不愉快なのだといいます。

とにかく「漢方薬の治療を考えてほしい」という要望でしたので、おなかを触らせてもらいました。

と自信をもって書いているようですが、漢方薬を処方するようになって、もう二〇年以上たつのに、おなかを触って腹証をとるのに絶対的な自信などありません。自信満々に「あっ、これは当帰芍薬散だ」と思っても完全にはずれたり、二か月くらいたって「どうも変だ」と思って、また腹証を取り直して全く別の薬をのんでもらったらピシャッと効いたりすることが、度々ほどではなくても印象に残るくらいよくあります。

とくに女性ホルモンを調節しようと考えて、女性専門漢方薬のどれがいいかと考えながら、腹証をとるべく丹念におなかを触っている時に、間違っていることがよくあります。下腹部の左右のどちらかに少し固いしこりがあって（瘀血の圧痛点）、たしかに女性専門漢方薬を使えばいいという確信になるのですが、その中のどの薬を使うかで、あまり迷いもせず間違えるようです。

当帰芍薬散、加味逍遙散、桂枝茯苓丸と駆瘀血剤といわれる漢方薬の代表的なものがあるのですが、最初にどれを使うかに、医師の好みがはっきりでるようです。

私は色白で、腹直筋がろくにないお腹が軟かい女性をみると、すぐに当帰芍薬散を使いたくなります。男性の医師は桂枝茯苓丸をよく使う傾向があるようです。

漢方の世界では、昔から当帰芍薬散の効く人のイメージを、「立てば芍薬、座れば牡丹、歩く姿は百合の花」に例えています。なよなよした虚証タイプ、竹久夢二描く不健康タイプです。

これに対して桂枝茯苓丸が効くのは、がっちりして筋肉質で、肌は浅黒い実証タイプ、よくいうと健康的で、悪くいうと強そうでこわい、と比較されています。

あとはクドクドと様々な症状を訴えたり、少し怒りっぽかったり不眠に悩んでいると、加味逍遙散が効くだろうと直線的に結び付けます。

これが処方する時の一般的な考え方のようです。

男性の医師にしてみれば、女性はみな強そうに見えるのに、どうせ死にはしない症状にいつまでもこだわっていて、とてもつきあいきれないと内心感じてしまうので、桂枝茯苓丸や加味逍遙散を好んで使ってしまうというのが、本音なのでしょう。

「考えてみてもわからないから、すべての患者さんに桂枝茯苓丸を処方して、ずっと飲んでもらっていますが、結構うまくいってますよ」と堂々と発言している産婦人科の医師に会ったことも再三ですから、たぶん桂枝茯苓丸の効く女性はたくさんいるのだろうと思います。

その方式でうまく効く場合には、物事は解決するわけですが、とり残されて長い期間悩みながら、ずっと調子が悪いという人たちは、めぐりめぐって運がよければ、虚証用の薬を使うのが得意な医師にたどり着く、ということになるのでしょう。

◉それなら「めまい」に挑戦

相川さんは以前に、当帰芍薬散を婦人科から処方されて三年ほどのみ続けています。その時については「少しいいのかもしれないけれど、解決しないことがたくさんある」という評価になるようでした。

せっかく三年間ものんだのですから、この経験を無駄にする手はありません。当帰芍薬散はあまりよく効かなかったということを確認して、使うのは後回し。他の漢方薬を使いながら考えればいいのです。手間が一つ省けたと考えれば、有り難いことなのです。

相川さんのおなかはあまりガッチリタイプではありません。といって、フニャッと軟かいわけでもありません。左下腹に押すと痛むところがあります。

「女性専門漢方薬を使う必要のある瘀血の圧痛点だ」と嬉しくなるくらいはっきり存在するのですが、当帰芍薬散のタイプでないとすると、一体どれを使えばいいか、大いに迷うところです。

とはいっても、桂枝茯苓丸を使いたいようなしっかりしたタイプではありませんし、加味逍遙散が必要そうな「肩がこる、肩がこる」と執拗に迫るタイプでもありません。

温経湯が効く人は、もう少し腹直筋が張っていて、しっかり力があるようなおなかです。こんな調子でいつも悩むのです。相川さんのおなかを触りながら、ずい分悩みました。

それにしても、四三歳というこの年齢で、生理不順になっていて、おまけに正体不明の「めまい」があり、子宮筋腫や卵巣のう腫まであるのです。女性専門漢方薬を使うのが最良の治療法だと確信するのですが。さて。

あれやこれやと迷いながら話をしていて、気がついてメイラックスをのみ始めたいきさつを聞いてみました。心療内科で「うつではない」といいながら精神安定剤が出されているのには、それなりの理由があるはずです。

「心療内科では、細かい問診表があって、それをチェックしました。私は時々イライラする日があるんですけど、あまり気分が落ち込むことはないのです。朝起きられないほど気が滅入ることはありません。心療内科の先生はそれを確かめて『イライラする日があるのなら』とメイラックスを毎日夜に一錠のむように出してくださったんです。そのおかげで、ひどくイライラつくことはなくなったとは思います」

相川さんの話から考えると、どうやら、かなりイライラする日があったようです。かといって、診察室で話を聞くかぎりは、筋が通ってわかりやすいという印象です。あまり不安を訴えてくるタイプではありません。ただ単に、相川さんの意志とは関係なく、イライラッとしやすい日があるようです。

とはいっても、イライラするのはメイラックスでなんとかなっているようですし、当面は漢方薬で治す対象からはずしておいて、「めまい」を中心にすえて女性専門漢方薬から探すことにしました。

耳鼻咽喉科の領域では、めまい、耳鳴りなどに苓桂朮甘湯《リョウケイジュツカントウ》をよく使います。これを女性専門漢方薬と関連させて使うと、四物湯《シモツトウ》と一緒にして連珠飲《レンジュイン》という薬になります。

健康保険には連珠飲そのものは入っていませんから、エキス剤で使うには四物湯と苓桂朮甘湯をそれぞれ同量ずつ処方してのんでもらうことになります。四物湯はふつうには単独では使われませんが、肌がザラザラして血色が悪い時に使うということになっています。「血虚《けっきょ》」という状態なのですが、実際に患者さんに使おうという時には、肌がザラザラしているかどうかに、あまりこだわらない方がいいようです。

皮膚科の領域で四物湯が入っているものでは、温清飲《ウンセイイン》という薬があります。四物湯と黄連解毒湯《オウレンゲドクトウ》の組み合わせです。黄連解毒湯は首から上にカッカと血がのぼり、ボーッとするほどの状態ですが、体内から熱くなりすぎて肌がザラザラ乾燥してしまうのです。それを四物湯で補うわけです。温清飲の効く人は、空気が乾燥する冬に肌の状態が悪化するのが特徴です。

◉「変なめまい」と「イラつき」と「生理がこない」

さて、相川さんには連珠飲をのんでもらったのですが、二週間たって感想をきいてみたら、

「いいような悪いような」ということでした。

耳が塞がったような感じは少しよくなったようだったのですが、前の生理から八週間たつのに、まだ生理が来ないそうです。「変なめまい」は時々あるようですし、メイラックスをのんでいるのに、けっこうイライラするようです。

「ひどくイラつくわけではないんですが、他の人にいわれたことでカッとしたり、夕食の支度で忙しい時に、子どもがまつわりつくと邪険にしてしまいます。ことばに出さないだけで『アッチいって』って蹴っとばしたくなったりして、子どもが眠ってから寝顔を見ていて、しみじみ反省して涙がでます」

メイラックスをのむ前は、もっとずっと大変だったそうです。やはり相当なイラつき方で、子どもからみると、かなり恐い母親でしょうね。

「でも実際に子どもを叩いたりはしてませんよ。叩きたくなるのを我慢するのが大変で、メイラックスをもらう前は必死でこらえてました。今はずっとマシなんです」

でも、やっぱりすごいですね。母親の顔色をうかがって、ご機嫌が悪くないかどうか考えるくせがついてるんじゃないかと、心配になります。

目の前にいる相川さんは、人の好さそうな笑顔で八の字眉毛なのですが、イラつく時はとても恐いということのようです。

連珠飲ではほとんどの症状は改善していないのですし、よくわからない「変なめまい」も、そのまま。だから効かなかったと判定するしかありません。

「ひどくイラつく」「生理がちゃんと来ない」「変なめまい」

どうもうまくつながりません。女性専門漢方薬を使いたい人なのに、よくわからないというのは、私にしてみるとめったにあることではありません。

こういうふうにわからないのは、どこかに考え方の欠陥があるはずです。なんだか思い込んでいて方向が違うとか、みているはずなのに見えていないとか。

三つとも全部満足させようと考えるから、わからなくなるのかもしれません。

当帰芍薬散の効く人で、生理の時にイライラするのはよくある話。相川さんは当帰芍薬散はうまく効かなかったんだし、生理がちゃんと来ないんだから、どの時にイライラしているのかよくわからない。

堂々巡りをしているうちに、フッと気がつきました。要するにイライラしていて、生理は来ていない。生理に関係なくイライラしている。

芎帰調血飲の効く人たちは生理の前にイライラするんだ。相川さんのイライラは、少なくとも生理の時や生理の直後じゃあない。前なのかどうかわからないだけで、前かもしれない。試してみればいい。芎帰調血飲が効くのかもしれない。

◉バッチリ効いてニコニコ来院

そこで、相川さんには芎帰調血飲をのんでもらうことにしました。生理が順調にくる人ですと、次の生理前に芎帰調血飲をのんでいると、調子がよくなるのかどうかを観察することができます。ところが、相川さんはいつ生理がくるかわからないのですから、目標を決められません。そこで、他の初診の人たちと同じように、二週間分まず試してもらうことにしました。

他の女性専門漢方薬の効果を確かめる場合には、次の生理の具合がどうかみて考えるために、一か月分くらいの薬を初診の時でもお渡しすることがよくあります。たくさんお渡しすると、そのまま問題がなければいいのですが、いろいろ不都合があって途中で薬をやめた場合などに、患者さんの手元に大量に薬が余ってしまいます。

すでにお金は窓口で払っていますから、のんでいない薬がたくさん患者さんの手元に残って無駄になるのは、好ましいことではありません。

二週間で効果が上がるかどうかわかりませんし、効果があるならもうけものですが、「のみにくくて、諦めた」とか「のんだ後、胃が張ってきて苦しくなった」とか「すぐ下痢して治りにくかった」等々、のめなくなる理由はいくらでもあります。こういう不都合があれば考え直しをして、他の薬にすぐに取り替えることにしています。

そんなわけで、相川さんには二週間分を試してもらいました。ところが、これが大成功だったようです。

二週間後の相川さんはニコニコして来院しました。おまけに、私のかいた四冊目の漢方薬の本を、膝の上に乗せています。

「この前、待っている間にこの本を買いました。読んで見たらとても読みやすくて楽しくて、一気に読んでしまいました。この本のこの人の『フワフワしためまい』は私に出るものとそっくりなんです。とても説明しにくかったのが、そのままよくわかるように書かれています」

その本は『女性に劇的、漢方薬①』で、最後の章で芎帰調血飲の効く人を扱っていました。その最後の人の「めまい」が、相川さんに出る「変なめまい」そのものなのだそうです。相川さんにそういわれて、「なるほど、そういえば変な『めまい』の時に、球体のようなものが見えて困った話があったなぁ」と思い出しました。

最近の患者さんでは、生理の前の激しいイライラの話を聞いたら芎帰調血飲を使ってみて、うまく治療できたことが多かった関係で、「めまいのようなもの」という訴えのある人を忘れていたのです。

薬を試したのは二週間だったのですが、三日ものむと相川さんはほとんどイライラしなくなったそうです。それと同時に、足元が揺れるようなおぼつかない感覚がなくなり、しっかり歩ける感じが戻ってきたのだそうです。

こうなると、芎帰調血飲はバッチリ効いたということになるのでしょう。

相川さんと相談の上、薬は前より少し多めに三週間分出しました。たぶん、一か月分に近く出しておいてもいいのですが、相川さんはもう少し短い期間で来院したかったようです。

「自信がないわけではないのですが、まだ先生にお話ししたいことが出てくるという気がするのです。薬は感激するほどよく効いていると思うのですが、途中で顔を見に来てもいいでしょうか」

これって、もしかしたら拝観料を払うようなものかもしれませんね。

相川さんだけでなく他にも、とっくによくなっていて自分で難題を全部こなしているのに、二週間に一回、朝早くやってくる男性もいます。

家族のあれこれ、田舎の年老いた父母、彼等を取り巻く親類たち、法事の数々。報告と同時にぼやいていくのです。

数年前の本格的な「うつ病」の時には、話の内容は職場のこと、身体のたくさんの症状（喘息、高血圧、狭心症）だったのですが、一つ一つ解決していって、全体は軽くなっています。

そして、今は中間管理職にありながら、田舎の両親の長距離介護に駆け回る、文字通り目が回るような大変な日々。本当に頭が下がります。

この大変な毎日の出来事を、逐一話していくのが彼にとって、精神衛生上いいのだろうとは思います。

●さて、メイラックスのほうは?

さて、相川さんは芎帰調血飲をのみ始めて、一か月しないうちに生理がやって来ました。以前、ある程度順調に生理があった頃は、ひどくイライラする日が一週間くらい続いて、それから生理になっていたそうです。

芎帰調血飲をのみ始めて、ほとんどイライラしなくなり、平和な日が続いている時に、何の前触れもなく生理になりました。

「えっ、これって何？　不意打ちジャン」と思うほど、突然の感じでした。生理痛はあまりなく、相川さんにとっては、不思議な生理の始まり方だったようです。

「他の人たちの生理ってこんなものなのかって、ちょっと驚いて感激しました。これなら辛くないし、少し眠いけど予定通りこなせるし、私って本当はこんなに優しい母親なんだって思いました」

その後、相川さんの調子はかなりよくなっていきました。

暑い夏をなんとか乗り切り、九月になって来院した相川さんが、面白いことをいっていました。

「涼しくなったら、眠くてだるいんです。生理の前の調子はずっとよくなって、以前のイライラガツガツはなくなりました。でも、時々だるくて昼寝をしたくなる時があります。幼稚園の役員会の最中に、眠くて困る時もあります。イライラしていた頃は、眠くなったことはなかったんですけど、これって、ふつうなんでしょうか」

たしかに相川さんにとっては、いろいろなことが初体験のようなものなのかもしれません。そういえば、相川さんは心療内科からメイラックスをもらっていましたが、それはどうなっていたのか、芎帰調血飲がよく効いたので、私は浮かれてたしかめないままでした。

「メイラックスをもらうだけなのですが、心療内科には一か月に一回行っています。ここで出していただけるなら、行かないですむんですけど」

相川さんの眠くなる、だるくなるのはメイラックスのせいかもしれません。他からの薬のことをうっかり忘れていたのです。漢方薬が効いてくると、精神安定剤や眠る薬、降圧剤などが本来の力を発揮して、とてもよく効くようになることがよくあります。

相川さんにはその話をして、メイラックスを半分にしてのんでみるように勧めました。それと同時に、メイラックスは心療内科に行かないでもすむように、こちらで処方することにしました。相川さんのメイラックスの件はそれで解決しました。半分のむだけでよく眠れるようになりましたし、昼のイライラは以前よりずっと減っているのですから、わざわざメイラックスのような、長時間効くタイプの薬を使わなくてもいいのかもしれません。

そんな相談をしている診察中、相川さんはけっこう楽しそうな顔をしています。はじめの頃の情けない表情より、人の好さそうな表情ばかりになっているようです。

◉婦人科の顚末は？

患者さんが話してくれるまで、私はすっかり忘れていたのですが、相川さんは婦人科にも定期的に通っていたのでした。芎帰調血飲をのみ始めて一年もたった頃に、婦人科の定期的な診察の結果を話してくれました。

「子宮筋腫は小さなものばかりになったといわれました。卵巣のう腫は手の握り拳くらいの大きさだったのですが、二センチくらいに小さくなっているんだそうです。両側ともです。ここに来はじめた頃は、椅子に腰掛けるのが辛かったんです。体重がかかると下腹から肛門にかけて、引っ張られるように痛くなるので、椅子の前の方にちょっと腰掛けていました。半年くらい前から、座るのが楽になっていたんです」

よくなってからの報告ですから、ドンデン返しを食ったような気分でした。全然気がつかなかったなぁーーーー。ただただ反省。

はじめにおなかを触った時に、たしかに左下腹に痛みを感じるしこりがあったのですが、それが椅子に座るのもひびくほど痛かったなんて。

「反省だけならサルでもできる」なんていわれそうです。

結局、ホルモン療法をやめてからも、婦人科には半年に一回くらい定期的に通っていたのですが、今回は卵巣のう腫が驚くほど小さくなっていて、手術などのいろいろな恐ろしい可能性は考えないでいいといわれたそうです。

相川さんの話はこんな調子です。問題はほとんど解決したのですが、「芎帰調血飲はまだのんでいたい気分」なんだそうです。

私はのみ方にはあまりうるさく指示していません。たいていは、のまないでいて不都合が起こると、あわててまたのみ始めるというペースで何とかなっています。

だから相川さんも気がすむまでのんで、そのうちなんとかなるのでしょう。

こわい話で脅かして通院させるという必要が、漢方薬の場合にはあまりないように思います。こういう少しルーズな方が私の好みなのですが、時々患者さんがもっとおそろしげなすごい話をしてくれます。

「薬の整理をしていたら、ずーっと前の呉茱萸湯が出てきました。袋を振ってみたらサラサラしていたんで、片頭痛がした時にのんじゃいました。大丈夫ですよね。死にませんよね」

「そんなの、私に聞かないでほしい。あの患者さん、うちに何しに来てるのかしら」と後でボヤいていたら、長年のつきあいの看護師がチャラーッといわく。

「えっ、先生知らないんですか？　遊びに来てるんですよ」

ケース3　本当の診断名は何だったの?

小杉あかりさん（二八歳・女性・保育士）

小杉さんには五歳の子どもがいます。小杉さんが働いている昼間は、お子さんは勤務先とは別の保育園に通っています。勤務先の保育園の園長と私が古くからの知りあいだった関係で、紹介されて来院するようになりました。

小杉さんは一年前に千葉県からご主人の転勤の関係で、引っ越してきました。今の勤務先はそう長くはありませんが、産休、育休も含め、前の保育園ではずっと働き続けてきました。

小杉さんが私のクリニックに来院した直接のきっかけは、同僚との口喧嘩でした。そう激しい口論ではなかったのですが、何が原因だったのか、後から考えても思い出せないような些細なことから、始まったようでした。

その同僚と、ふだんは仲が悪かったわけではありません。でも、その口論で小杉さんにいわれたことがダメージになって、同僚が翌日仕事を休んでしまったほど、激しかったようです。

一方の小杉さんは、園長に呼ばれて注意されたのですが、その日はむくれて反省するどころか、逆に険悪な勢いで園長に喰ってかかり、園長もお手上げの状態だったそうです。「なんだか尋常な感じでない」

たまたま園長に会った時に、その時のことをぼやくほどでしたから。

数日たって、園長は口論の二人を呼んで、再度話を聞きました。

その時には小杉さんは穏やかになっていて、言い過ぎたことを謝り、千葉にいた時に同じようなことになって、心療内科にかかっていたことを話しました。

園長との話し合いから一週間ほどたって、小杉さんが来院しました。

小柄で丸顔、ごくふつうに見かけるタイプで、そう深刻そうな顔もしていません。でも、千葉でかかっていた心療内科からの紹介状を持って来ました。

その紹介状では、気分障害、軽い「うつ病」、ラピッドサイクラーというような診断名がついていて、それまでの経過として、五年前の出産の後にマタニティブルーが強かったこと、薬があまり効かず、仕事を時々休む程度で継続して薬を使ってはいないと記されていました。

「次にかかるところをすぐに探すようにとは言われていませんでした。以前も、毎月通っていたのではなくて、どうしようもなく落ち込んだ時だけでした。イライラする時に精神安定剤は効きますが、落ち込んでどうしようもない時に、効いた薬はありません。それで、どうにも仕様がない時には、休ませてもらっていました。『薬が効かない』と前の先生は首をかしげていました」

初診の時に書いてもらう問診表にも、あまり目ぼしいものはありませんでした。消化器症状なし。不定愁訴っぽいものはチラホラで、めまい、たちくらみが時々くらいです。生理関係は少しあって、生理不順、生理痛、青アザができるなど。

精神症状は意外にあまり○がついていません。睡眠に関係することは問題なく、時々イライラするくらい。

あの口論と診断名は何なのでしょう。相当激しかったようですし。

「時々どうしようもなくイライラすることがあります。この前の園での喧嘩は、私がイラついてカッとしたことから、止まらなくなったのです。朝出勤した時には何ともなかったのに、お昼寝の時間の頃から突然イライラし始めました。この頃あまりそういうことが少なくなっていましたので、精神安定剤は持っていなくてのめませんでした。ずい分きついことを言ったみたいです。次の日は大丈夫だと思っていたんですが、園長先生に注意されたら、またカッとして言い返していました。どうしてあんなにイライラしていたのか、自分でもよくわかりません」

◉突然の「カーッ」はなぜ?

生理不順にも○がついていましたから、正確なところを確かめました。

生理がちゃんとある時には、三〇日くらいの周期で、生理痛は二日目がピーク。下腹部痛が主なので、仕事は休まないですむ程度です。

このところは三か月くらい前に生理があったきりで、音沙汰なし。妊娠の兆候はなし。こういう間隔の空き方は時々あり、長くなると心配になって、妊娠反応を調べてみる時もあるそうです。

小杉さんは大きな手帳を出して、生理の日を調べました。会社の営業の人が使うような厚ぼったいものです。

お子さんの保育園のスケジュールと勤務先のスケジュール、勤務のシフトなどが書き込まれています。

その手帳の欄に一緒に生理のあった日にマークがついていました。

「生理がこんな風にとぶのはけっこう困ります。遅番を替わってもらうのは、急には無理です。保育園の行事は二学期はとくに忙しいので、行事に追い回されます。忙しくて頭がいっぱいになって、子どもの園の行事をうっかり忘れて、慌てたことがあります」

その手帳をずっと繰って見せてもらっていたら、半年くらい前のあたりに別のマークがついているのに気がつきました。

「これは薬をのんだ時の印です。まだ薬は少し残っているんですが、どのくらい必要なのか自分でわかりますから、以前からずっとつけていました。この頃、割に大丈夫だったのです。少しイライラするくらいは、薬がなくても自分で抑えられますから。この前の喧嘩は、なぜそうなったのか本当にわかりません。突然カーッとして、勝手に口が動いたみたいな勢いでした」

以前に保育士同士のイザコザでみんなが困った時に、思いもしない経過で私が漢方薬を使って治してしまったことがありました。

園長は小杉さんも何とか治せないかと、まず考えたようです。

本当は、そう簡単なことではないんです。

保育士という職業の女性を、たまたま私はかなり見慣れています。病院勤務で小児科医だった頃、社会福祉法人の保育園の設立に加わり、その後、その保育園へ子どもたちの健康管理のために、定期的に健康診断に行っていました。

その関係で、「集団保育の中の健康管理」を論ずるのは得意で、あちこちの保育園に頼まれて夜、出掛けてしゃべっていました。たぶん、とても珍しい小児科医だったのです。

保育園とは、そういう頃からのつきあいで、たくさん知り合いがいるのです。


さて、小杉さんに話を聞いてみると、心療内科にかかっていたといっても、断続的な通院のようです。それに、本当に大変な状況だったら、紹介状にその旨が記されていただろうと思います。

漢方薬を使うかどうかは別として、とりあえず最初なので、おなかを触らせてもらいました。

小杉さんは小柄ですが、ベッドに横になるとそれほど小さい印象はなく、腹直筋の張りは悪くありません。かといって、脂肪だらけでもありません。二〇代の女性のおなかとしては、けっこう健康的でましな方です。

みぞおちを押しても痛がりませんし、冷たい部分もありません。左下腹に押すと痛むところがありました。もう少し下にはかたまりにようなものがあり、かなり痛むようです。

瘀血の圧痛のようです。女性ホルモンのバランスが悪い時に、よく見られます。

「そこは痛みます。すみません。一昨日から生理になったんですが、ふつうにしていれば、それほど痛くはないんです」

下腹はあまり張ってはいませんし、大動脈の拍動もふれません。今日はあまりイライラはしていないようです。

「生理の時は生理痛くらいで、イライラはしません。生理になってしまえば平気なんです」

この言葉でハッとして聞き直しました。

「この前の口論みたいなことには、生理の時にはならないんですか?」

◉薬のマークと生理のときと

小杉さんの大きな手帳をもう一度、繰って見せてもらいました。薬のマークと生理の時とが何か関係があるかどうか。たしかに、生理の間隔、薬をのんだ回数などがよくわかります。生理の時に薬のマークはありません。薬のマークは時々ついていますが、だいたい生理の一〇日前あたりについているようです。

「イライラしたり、落ち込んだりというのは、生理の一〇日くらい前からで、生理になると治まるのではありませんか。生理の前なのでわかりにくいのかもしれませんが、この手帳のマークを見る限りでは、生理の時には薬をのんではいませんよね」

「前の生理から三か月くらい空いていましたから、いつくるか予定がたたないでいました。言い合いになるほどイライラしていたはずなのに、生理になってからは全然イライラしていません。生理痛とイライラが一緒だったことは、今までになかったと思います」

状況の証拠はそろったようですから、あとは芎帰調血飲が効くかどうか試してみるだけです。

とりあえず、小杉さんには芎帰調血飲を二週間のんでもらいました。

小杉さんは今までに漢方薬をのんだことはありません。たいていの薬は錠剤ですから、若い人たちに限らず「粉薬はのめない」という人が多くなっています。

たしかに、ごくふつうの治療のばあいには、錠剤ですべて事足りてしまうのですが、漢方薬はもともと煎じ薬ですし、最近は一番多いのは煎じ薬の有効成分（エキス）を抽出して粉薬にしたもので、とくに健康保険で医薬品として扱われているものはエキス剤がほとんどです。

「粉薬はのめますか？」の質問に小杉さんは怪訝な顔をしました。

「薬ですから、努力してのめばいいだけです。乳児が離乳食に慣れていくのと同じようなものでしょう。大丈夫です。いろいろやってみますから。これでも保育士ですから」

二週間たって来院した時、比較的穏やかな顔をしているのを見て、この前の続きでいろいろ意見を聞いてみました。

「子どもといる仕事は好きです。保育士ですから。仕事の時も家で自分の子を見ている時も、子どもといるのは楽しいです。それなのに、時々イライラする時があって、変だなと思っていました。仕事に直接影響はありませんでしたが、今日は少しイラついているなと感じて、用心する日がありました。芎帰調血飲をのみ始めてずい分落ち着いたと思います」

今までは精神安定剤をのまないでいた日でも、少しイラつく日がけっこうあったようです。ある程度効果はありそうですが、最大の問題は生理の前の一〇日間くらいに荒れないですむかどうかです。

三回目に来院した時、小杉さんは明るい表情をしていました。

「のみ始めて一か月くらいたちます。昨日から生理が始まりました。何の前触れもなく生理になりました。生理痛はいつもよりひどくないと思います」

例の手帳を出して説明をしてくれました。生理が三〇日目で来ています。精神的な動揺はほとんどないようです。

芎帰調血飲をのみ始めて、小杉さんは全般的に穏やかになったようでした。

三か月間はきっちりのみ続けていましたが、その間に生理が三〇日間隔できちんと二回あり、イライラ荒れた日はほとんどなく、以前に経験した気分的な落ち込みも、全然なく無事だったことがはっきりわかりました。

なんだかウソみたいに、穏やかになってしまったのです。こうなると、のまないと損な感じがします。

それからずっと芎帰調血飲を毎日小杉さんはのみ続けました。問題は全然起こらず、ふつうに子ども好きの元気な保育士ということになり、園長ははじめはヒヤヒヤしたようでしたが、小杉さんは頼りになる保育士に成長していきました。

◉芎帰調血飲が効いた三人の女たち

芎帰調血飲の効く人にとって、薬をいつまで続けるべきかというのは、かなり難しい問題です。私のクリニックで弓帰調血飲を使っていてよく効いた人は、カルテで調べてみると私の頭に入っているよりはるかにたくさんおられました。

女性でれっきとした精神疾患で、向神経薬だけではコントロールしにくいのに、芎帰調血飲を加えると全体が軽くなってしまう場合がかなりあつて、芎帰調血飲を使いこなせる医師が増えるといいといつも思います。

それでも、たとえ精神疾患がかなり軽い場合でも、芎帰調血飲だけで全部コントロールできるわけではありません。両方を上手に併用しながら、根気よく患者さんも医師も付き合わなければならないのです。突発的な不幸があっても、信念を捨てずドンとした気構えが必要です。

私のクリニックでは、いろいろな病気に芎帰調血飲と向神経薬を併用してコントロールしている人がいます。パニック障害、不安神経症、双極性うつ病、統合失調症など、みんな簡単な病歴ではありません。毎日を薬をのみながら、堅実に生きています。長い人では一五年以上になります。

例えば、**一番長いKさん**は、一五年以上ですが、パニック発作的な騒動で始まりました。サッカーの応援に行っていて、ワーッとサポーターが総立ちになった時に、目を回してスタジアムの階段を転げ落ちました。幸いにもほとんど怪我はなく、本人の精神的なショックが残りましたが、それが生理の三日前でした。

芎帰調血飲をのみ始めて「めまい」のようなものは消えましたが、動悸とそれに続く不安感がいつまでも残り、ワイパックスをのめばコントロールできるようになり、両方を併用してKさんの精神的ショックも少しずつ消えていきました。

このKさんの場合は、一年間は芎帰調血飲もワイパックスも一日三回欠かさずのんでいましたが、その後は漢方薬は二回に減っています。五年目あたりから一日一回に減っていますが、ワイパックスはまだまだ必要なようでした。

七年目にご主人が大きな怪我をして、治療に長期間かかりました。その後失業しましたから経済的に大変な時がつづきました。九年目にはKさん自身が子宮筋腫の手術を受けましたし、大変なことばかりでしたが、家族が結束して助け合って乗り切りました。

一五年たった今年は東日本大震災で、Kさん、ご主人両方の実家でたくさんの親類が津波の被害を受け、そのあと原発の事故という続き方で、神経の休まる暇も、嘆いている暇もありませんでした。それでも、Kさんは芎帰調血飲を毎日一回はのみながらワイパックスを離さず、経済的な困難にめげそうになりながらも、何とか働き続けています。

まだ**若いMさん**は、高校在学中に父親を亡くしました。三歳年上の姉は家にひきこもってしまい、お母さんはお姉さんにかかりきりになっていました。Mさんはチャーミングで瞳がクルクルよく動く女子学生でしたが、フッとした機会に動悸と過呼吸発作が起こり、乗り物に乗れなくなってしまいました。

パニック障害による閉所恐怖症だったのでしょうが、よく聞いてみると症状が悪化するのが生理の前に一致していたことと生理痛がとても重いので、芎帰調血飲をのんでもらい、他に向神経薬も使いながら、少しずつ行動範囲を広げてしきました。

なんとかコントロールされるのにほぼ一年かかり、三年間は芎帰調血飲を一日二回と向神経薬を併用して、健気に頑張りました。

この間にお姉さんが様々な問題で入院するなど、簡単なことではありませんでしたが、Mさん自身は、芎帰調血飲を生理予定の一〇日前から一日一回のむなど、自分で考えて工夫してコントロールしていました。

八年たった最近は、公共の交通機関は全部大丈夫になって、近々結婚する予定です。結婚してからも住居は変わらない予定ですが、人生はまだまだ長く油断はできません。でも、希望がわいてきます。

二〇代後半のFさんは、現在、パートタイムで医療機関で働いています。五年前に統合失調症を発症。入院、退院を二年ほど繰り返したあと、お母さんと一緒に来院されました。向神経薬は最低に近く減っていましたが、その副作用の残りなのか、目の焦点が合いにくいという不都合な症状が残っていました。

よく聞くと、生理前に虚脱感が強く、その時にとくに目の焦点が合わないといいます。それまでに会ったいろいろな患者さんの「目の焦点が合いにくい」という不思議な症状とよく似ていて、しかも生理の前に一致するという点に着目して、芎帰調血飲をのんでもらいました。

おなかを触ってみた腹証から四逆散らしいと考え（しかも性格は猪突猛進っぽい、第Ⅲ章に登場しましたね）、両方をしばしのんでもらいました。

Fさんの場合は、入退院の繰り返しの際に、日常生活の中で暴走したり、生理の前に暴走がひどくなっていたようです。二つの漢方薬をのみ始めて、突っ走ろうという衝動が減り、生理の前に荒れない新しい自分を発見して、感動していました。

その後Fさんは、芎帰調血飲と四逆散を半年ほどはきちんとのみ、医療事務の講習に通って資格を取り、就職して働くまでこぎつけ順調にいっています。そして、最低量の向精神病薬と漢方薬二種を、一日一回のみ続けることで維持しています。Mさん同様まだまだ若く、人生は始まったばかりのようなものですから、やはり油断はできません。


こんな調子の人たちを見ていて、やはり弓帰調血飲の効く人たちとのつきあいは、長く油断ができないと肝に銘じています。

小杉さんにしても、芎帰調血飲の減らし方は、一年一年見ていかないといけないのでしょう。つい二か月ほど前に、小杉さんは久し振りに千葉に行ってきました。以前にかかっていた心療内科の医師に会ってきたそうです。

「うーん、そういう薬の使い方があるんですか。ということは、紹介状に書いた病名は間違ってますね」

といわれたそうです。

「本当の診断名は」と聞かれると困るのですが、「月経困難症」くらいでいいのかなあと、私は考えています。

あとがき

二〇一一年は慌ただしいまま過ぎ、日本中が寒さに覆われたまま年が明けた。もうすぐ東日本大震災の起きた三月一一日である。震災、大津波、広範な液状化現象、それに加えて福島の原子力発電所の爆発。まだほとんど解決の目途がたっていない。

高濃度の放射能が広範囲にばらまかれ、政府、マスコミなどが意図的にごまかし、世論の操作をしている結果、混乱は続いたままである。

福島を巡る状況には、怒りを感じる。被災した人たち、とくに福島県民は人権を無視されている。「風評」ということばが私は大嫌い。きちんと論理立てて考えることを土台にしないから、すぐに差別に通じる。「風評」に踊らされている人たちは、意識をしていなくても加害者の側である。野田総理と同じ立場だということが、わかっていない。腹が立つことばかり。

そんな中で必死に書いてきたように感じる。ずっと医療の最前線の臨床一筋でやってきたから、患者さんに向き合い悩みつつ問題を考える方法しか私には出来ない。途中で身動きが出来なくなったのは、精神科に関連する問題が多くなり過ぎたからである。プライバシーにわたるところが多すぎて書きようがなくなった。四逆散や・〜帰調血飲の効く人たちがたくさんいても、それを伝えたくても、活字にできないことだらけ。

もっとたくさんの医師たちが精神科領域で漢方薬を使えるようになれば、患者さんはずっと楽になると思う。私一人ではどうにもならない。力が足りない。

そんな思いもあって、一般向けのつもりで書いてきたこの漢方薬のシリーズが、だんだん医師を対象として意識するように変わってきてしまった。二〇年の歳月で致し方がないのだろう。

苦しみつつ書き上げたとはいえ、今回ほどしみじみとまわりのたくさんの人々に感謝の気持ちが湧いてきたことはない。せっかく生きていてまだ働いていられそうなのだから、患者さんのいうように細々とでいいから、命ある限り信念のままに、この道を進んでいきたいと思う。

二〇一二年二月　　今年はなかなか梅が咲かない

【著者略歴】
益田総子（ますだ・ふさこ）
1941年生まれ（千葉県）
1967年東京大学医学部卒業
1972年～1987年医療生協戸塚病院小児科勤務
1982年頃、漢方薬に出会う
1987年横浜市金沢区に「横浜なんぶ診療所」開設
1990年『不思議に劇的、漢方薬』を執筆
1993年『やっぱり劇的、漢方薬』を執筆
1994年横浜市磯子区に「ますだクリニック」開設
1999年『こころに劇的、漢方薬』を執筆
2000年～2004年筑波大学医学部非常勤講師
2003年『女性に劇的、漢方薬①・②』を執筆
2007年『女性に劇的、漢方薬③』を執筆

負けない！劇的、**漢方薬**

2012年3月15日　　初版第1刷発行

著　者　　益田総子
発行者　　高井　隆
発行所　　同時代社
〒101-0065　東京都千代田区西神田2-7-6
電話　03(3261)3149　FAX　03(3261)3237
装　幀　　クリエイティブ・コンセプト
組　版　　閏月社
印　刷　　モリモト印刷株式会社

ISBN978-4-88683-715-8